I0823130

Tu amigo el colesterol

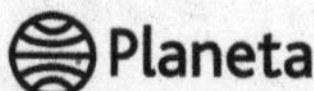

Dr. Carlos Jaramillo

TU AMIGO EL COLESTEROL

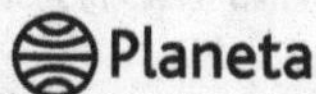

Obra editada en colaboración con Editorial Planeta – Colombia

Diseño de portada: © Oliver Siegenthaler
Fotografía del autor: © Ricardo Pinzón

Bajo el sello editorial PLANETA M.R.
Avenida Presidente Masaryk núm. 111,
Piso 2, Polanco V Sección, Miguel Hidalgo
C.P. 11560, Ciudad de México
www.planetadelibros.us

Primera edición impresa en esta presentación: mayo de 2026
ISBN: 978-607-39-4187-7

Impreso en los talleres de BR Printers
665 Lenfest Road, San Jose, CA 95133, USA.
Impreso en EE.UU. - *Printed in the United States of America*

A mis hijos, Luciano y Lorenzo,
mis más grandes maestros del amor.
A mis padres, por ser la raíz y
el origen de todo mi amor.

Contenido

Prólogo

“Si los cardiólogos supiéramos de aterosclerosis, esta no sería la primera causa de muerte”.

Con esta frase me presento en mis redes sociales. No es un ataque a la profesión, sino una confesión necesaria: a los médicos nos falta intercambio con otros saberes. Esa inquietud, la de buscar visiones que la medicina convencional a veces ignora, fue la que años atrás me llevó a cruzar caminos con el doctor Carlos Jaramillo.

Era la primavera de 2025. Tenía una cita para cenar con Carlos en Medellín. Tras meses de pantallas, encuentros por Zoom y debates digitales, finalmente nos veríamos en persona. ¿El motivo? Compartir un escenario para hablar de lo que más nos apasiona: el cuidado del corazón y la vida de nuestras arterias.

Mi viaje empezó bien, pero la realidad tenía otros planes. Tras una escala apretada en Bogotá y una fila eterna en Inmigración, terminé corriendo por los pasillos del aeropuerto El Dorado. A pesar de que entreno a diario, los 2600 metros de altura de la capital colombiana se sintieron, y al final perdí el vuelo.

Llegué a la “Ciudad de la eterna primavera” varias horas tarde, agotado y con la culpa de estar fallando en la hora de la cita. “Tranquilo, te estamos esperando”, me escribió Carlos. Desde la ventanilla del taxi, mientras Medellín se iluminaba entre las montañas, sentí que la ciudad me atrapaba. Al llegar, nos estrechamos en un esperado y fuerte abrazo, y confieso que la sorpresa fue doble: primero, su apariencia joven y vital; segundo, su magnetismo. Es difícil poner en palabras lo que Carlos transmite; es una mezcla inusual de sabiduría profunda, energía juvenil y una tranquilidad que desarma.

Al leer sus libros, uno podría pensar que esa claridad conceptual es un producto creado, editado. Pero no. Al compartir momentos con él, entendí que Carlos es exactamente como escribe. Tiene la capacidad de simplificar lo complejo sin restarle rigor, un don que pocos poseen.

Cuando comencé a leer *Tu amigo el colesterol*, supe que estábamos ante un "golazo". Llevo años despertándome a las 5:30 de la mañana para estudiar la fisiopatología de la aterosclerosis, el endotelio y la inmunidad, pero nunca había visto una explicación tan lúcida y simple de lo que sucede en nuestro cuerpo. La enfermedad más común de la humanidad, explicada de una forma que hasta mi tía Ana —que es actriz y ajena a este mundo— quedaría fascinada.

Este libro nos sumerge en nuestro mundo interior. Nos traduce a lo cotidiano las consecuencias de haber abandonado la "comida de los humanos" por productos diseñados para vender. En un entorno digital polarizado —donde unos gritan que el colesterol debe estar lo más bajo posible y otros aseguran que cuanto más alto, mejor—, Carlos aparece como el guía necesario. Porque, como siempre en la biología, la verdad vive en los matices.

No quiero extenderme más. Lo realmente importante comienza en la próxima página. Estás por entrar en un universo que me desvela y me apasiona, de la mano del mejor guía que podrías tener. Mi recomendación final es simple: léelo, entiéndelo, practícalo y, sobre todo, préstalo. El conocimiento, para que salve vidas, debe circular; y a cuantas más personas llegue, mejor.

ESTEBAN LARRONDE,
MÉDICO CARDIÓLOGO

@ESTEBAN_LARRONDE

Introducción

Una mañana de mayo de 1965 el compositor y cantante inglés Paul McCartney se levantó de la cama con una melodía en su cabeza. No sabía si la había oído en otra parte, si le pertenecía a otro músico o si en realidad era una creación suya. "¿De dónde salió aquel sonido?", se preguntaba algo adormilado, mientras los acordes se organizaban en su mente; después saltó al piano para teclear las notas, para no olvidarlas y hacerlas suyas. Así nació *Yesterday*, una de las canciones más recordadas de The Beatles y uno de los grandes himnos del pop de todos los tiempos. La historia completa de la composición la narra Barry Miles en su libro *Paul McCartney: Many Years from Now* (1997).

Una madrugada de septiembre de 2025, a las 3:05 a. m., me levanté de la cama con una "melodía" en la cabeza. No era *Yesterday*, te pongo al tanto. Y, si soy más preciso, no era una pieza musical, aunque la idea se repetía en mi cerebro con esa misma urgencia que describió Paul en las páginas de Miles. En el estribillo de mi canción (no canción) se repetía la frase "No es culpable / es inocente". No salté al piano —no tengo—, pero comencé a teclear en mi Mac con una claridad que jamás había experimentado, para atrapar las ideas en su torrente, para hacerlas mías. Cuando la luz del sol entró por la ventana había construido la mayor parte del índice que compone este texto. Así nació *Tu amigo el colesterol*, el más urgente de los cinco libros que he escrito.

Urgente porque, en un mundo con demasiada basura en sus arterias, es inaplazable una discusión sensata, calmada y reflexiva sobre esta molécula tan malentendida y necesaria en nuestras vidas (urgente, también, porque lo hemos escrito en tiempo récord).

Debido a mi formación científica y a mi carácter analítico, suelo dedicarles muchos meses, años incluso, a la escritura de mis libros, pero esta vez fue distinto. Sentía una suerte de fuego interior (¡confirmo que no era una subida de tensión!) y la necesidad de llevar estas páginas a las librerías sin demora. Desde aquella mañana de septiembre solo quería estar ahí, sentado frente al computador, dándole estructura a este relato que, de la forma más directa y clara, quiere explicarte que el colesterol no es un villano, ni un enemigo, ni una sustancia peligrosa ni el asesino en serie que nos han hecho creer.

Legítima defensa

Sé que tiene las cifras en su contra. De acuerdo con la Organización Mundial de la Salud (OMS), la mayor causante de muertes en el planeta es la enfermedad cardiovascular, que en el 2022 apagó 19,8 millones de vidas. Según los estudios de la World Heart Federation (Federación Mundial del Corazón), el 24 % de los fallecimientos por esa patología ocurren debido a colesteroles muy elevados. Y en el 2024, como lo indica el reporte de los Centros para el Control y la Prevención de Enfermedades (CDC), tan solo en Estados Unidos murieron 683 037 ciudadanos debido a las afecciones cardíacas. Con esas pruebas, pensarás que mi defensa no tiene sentido.

Sin embargo, la ciencia también está de mi lado; los nuevos estudios nos demuestran que la correlación colesterol alto = ataque cardíaco = muerte segura es simplista, descuidada y requiere una revisión más profunda. Sé muy bien de qué te hablo: he tenido centenares de pacientes con colesteroles muy elevados y una salud envidiable. Al colesterol lo señalaron, lo sentenciaron a cadena perpetua en un juicio injusto y lo enviaron a prisión. ¿Por qué no le permitieron defenderse?

—Porque no tiene defensa, doc; el colesterol es peligrosísimo, tapa las arterias y las revienta, y hace que el corazón explote. ¡Pum!

—¿Y quién te lo dijo? ¿Tu médico tratante?

—Doc, se lo escuché a un chico en TikTok. Su tío había muerto de un infarto. Se lo llevó el *coles*.

—¿El tío tenía buenos hábitos? ¿Dormía bien? ¿Su dieta era sana? ¿Fumaba? ¿Bebía? ¿Habían analizado bien su historia clínica?

—Ni idea. Solo sé que tenía 65 años, doc.

—¿El *tiktoker* era doctor, cardiólogo, internista?

—Pues sabría del tema porque tenía más de cien mil seguidores…

¡Seguidores! *Followers*. Quizás eso es lo que le falta al *coles* en esta sociedad del mercadeo para las masas. Tal vez requiere un logo, un asesor de imagen y una camiseta con la frase *I* ♥ *Cholesterol*. Hoy vivimos confundidos entre las ráfagas de información fragmentada y arbitraria. No sabemos a quién creerle o, por el contrario, queremos creerlo todo. No caigas en la trampa. No acuses sin tener pruebas. El colesterol, que tu cuerpo produce de manera natural y espontánea, es un aliado de la vida, sin él no existiríamos. **El colesterol es un mensajero, un constructor, un protector. El colesterol te ayuda a pensar. El colesterol es un amigo preciado.** Te lo contaré con detenimiento y evidencias a partir del próximo capítulo.

Es probable que el miedo a esta increíble molécula haya comenzado en los consultorios donde aún se practica aquella medicina que quiere curar las enfermedades con soluciones rápidas. ¿Te duele algo? Entonces toma tu analgésico. ¿Tienes una infección? Toma tu antibiótico. ¿Tienes el colesterol alto? Toma tu pastilla diaria. ¿No ha bajado? ¡Algo estás haciendo mal! Quizás sea una anomalía genética. ¿Hay alguien en tu familia con hipercolesterolemia? ¡Ah, el novio de tu hermana! Ahí está. Ese era el problema, sigue con la pastilla, no pierdas la fe y vuelve en tres meses.

Aclaro que no estoy cuestionando la valiosísima labor de mis colegas que, en muchísimos casos, debido a las limitaciones de tiempo que les ofrece el *sistema* (empeorado por los cálculos de las aseguradoras que solo esperan un buen recaudo económico), apenas alcanzan a leer los nombres de sus pacientes y se ven obligados a ofrecer analgésicos y soluciones rápidas para cumplir con el alto número de citas que les agendan. En ese modelo no hay un respiro para preguntar por qué. Así no se puede brindar *SALUD*, en mayúsculas. Si la forma de revisar lo que sucede con tu colesterol se limita a un chequeo relámpago donde solo se analizan unos exámenes escritos y unos rangos establecidos, jamás se podrá entender qué está sucediendo en tu cuerpo.

Seguimos mirando nuestra salud con **microscopio**: el número, el detalle, *la evidencia aislada sin contexto*, cuando hoy sabemos que la manera más adecuada de observarla sería a través del **macroscopio**: el número, el detalle, *la evidencia en su contexto*, la visión a gran escala, de cara a las emociones, a la microbiota, a la alimentación, a los biorritmos, a los hábitos, a la calidad del sueño, las rutinas, el estrés, entre otros factores, porque todos ellos influyen en esa medición del colesterol que muestra el examen que le llevaste al doctor. **Es hora de reconocer que el número que marca la prueba no es un dictamen final**: es una evidencia que debe relacionarse con todo lo anterior.

¿El mínimo es lo máximo?

Hablando de los números, habría que hacer una precisión y una pregunta. Primero, el resultado del colesterol total, a menos de que sea excesivamente alto, no debería ser el determinante para prender las alarmas. Esta prueba, por sí sola, brinda pocos indicios clínicos.

Y aquí va la pregunta: ¿Por qué los valores de referencia del colesterol total tienen un solo techo comparativo? Para otras mediciones igual de importantes, como las de glucosa en sangre, por ejemplo, sí contamos con referencias mínimas y máximas. En el caso del protagonista de este libro, no. Nos han explicado que nuestro organismo está fuera de riesgo si el *coles* total no supera los 200 mg/dl. Esa se convierte en la cifra frontera (por debajo de ella está la vida eterna, por encima el ataúd).

Es una información ambigua que puede invitarnos a pensar, de manera errónea, que el mejor escenario sería tener el colesterol bien bajito. Yo te recomiendo que te alejes de la polarización, de la lógica de los extremos, del blanco y el negro. Es cierto: un colesterol muy alto, teniendo en cuenta el contexto del paciente, puede representar un riesgo inminente para su existencia, pero, igualmente, uno muy por debajo de los 200 mg/dl es una gran amenaza. Solo que nadie nos lo dice. Interpretar el comportamiento de esta molécula, pensando tan solo en el "máximo permitido", nos aleja del verdadero análisis.

La sanación de nuestros pacientes no consiste en ayudarlos a disminuir una cifra o un porcentaje; esa tesis reduccionista se desmonta fácilmente al revisar los estudios: decenas de miles de personas con colesteroles bajos también han tenido episodios cardiovasculares o han muerto de infarto. Estaban lejos del temido 200 y hoy, simplemente, ya no están. Nadie revisó con atención sus casos, nadie quiso entender qué pasó con su biología, solo se tuvo en cuenta un valor de referencia.

Y, lo diré sin descanso en este texto, **jamás comprenderemos al colesterol si nos basamos únicamente en los números.** El 200, o el 80, o el 280, siempre deben ser un punto de partida. Lo que nos corresponde a los médicos es trabajar con nuestros pacientes para entender por qué se presentó aquella subida, o aquella bajada, teniendo en cuenta su historial, sus hábitos, su manera de ver el mundo y lo que sucede en su vida en ese preciso momento. Y a ti, como paciente, te corresponde trabajar de la mano de tu especialista, tu nutricionista, tu entrenador deportivo, tu terapeuta, en la comprensión de *tus* cambios fisiológicos y emocionales, para llevar a cabo las correcciones pertinentes. Es una labor de doble vía que, te lo aseguro, entenderás mucho mejor con la ayuda de este libro.

Los temas principales

En estas páginas no te hablaré de colesterol bueno (el "amado" HDL) o de colesterol malo (el "temido" LDL); te contaré, mejor, por qué su función de transporte, al igual que la del VLDL es tan importante. Sé que mucha gente piensa en los dos primeros de esta manera:

el H*éroe* D*e* L*a película*

*e*L D*iab*L*o*

Ni héroe. Ni diablo. Debemos hacer las paces con el coles y detener esa discusión que no tiene sentido, que, de nuevo, divide su análisis entre luz / oscuridad, bondad / maldad, como si se tratara de una telenovela clásica.

Tampoco afirmaré que la cura definitiva para las patologías derivadas de la hipercolesterolemia son las estatinas, los fármacos más comunes para "bajar" el colesterol. Estas moléculas, descubiertas en 1976 por Akira Endo, comenzaron a distribuirse de manera comercial en los Estados Unidos en 1987. Y qué bueno que existan, serán muy útiles como parte del tratamiento —yo mismo las he recetado—; sin embargo, creer en su poderío inmarcesible es una falacia.

Regreso a lo dicho antes, la guerra por la bajada del colesterol solo nos ha enseñado que, a pesar de la creación de nuevos medicamentos terminados en "ina" (lovastatina, simvastatina, pravastatina, fluvastatina, atorvastatina, rosuvastatina, pitavastatina...), el mundo sigue infartado y las cifras de víctimas siguen creciendo. No se trata de tomar más pastillas, se trata de tomar conciencia.

En estas páginas quiero que conozcas, desde el principio, qué es el colesterol y por qué lo necesitamos, quiénes son los misteriosos triglicéridos, cuál es la travesía que emprenden las moléculas de grasa por nuestro organismo (del plato de comida a la sangre) y cuáles son sus buses, sus taxis, sus medios de transporte más frecuentes.

Te explicaré cuál es el "césped" de protección que recubre nuestras arterias y cómo se daña; por qué nuestro organismo pierde el equilibrio y se forma la temida placa de ateroma que causa el taponamiento arterial —claro, hablaremos de inflamación crónica, radicales libres, síndrome metabólico—, de cómo entender el colesterol en las diferentes etapas de nuestra vida (niñez, adultez, menopausia, vejez), entre otros temas, para llegar al apartado más liberador, en el que te acompaño en el proceso de cómo comenzar tu mejoría, cómo entender esos resultados "extraños" que ves en los exámenes médicos, cuáles pruebas adicionales deberías pedirle a tu especialista, y cómo construir una dieta, una rutina y unos hábitos más saludables.

Con este título completo una tetralogía que comenzó con *El milagro metabólico* (2019), continuó con *COMO* (2021), y se atrevió a explorar el cuerpo, la mente, las emociones y la energía en *Antiestrés (2024)* —una versión mejorada y más cariñosa de *El milagro antiestrés (2020)*—. En todos mis libros te ofrezco, con un lenguaje sencillo, conocimiento y herramientas para tu sanación y la de los tuyos, basado en la ciencia, en mi experiencia y en la práctica clínica.

Mi pretensión siempre será la misma: que te puedas convertir en la gran maestra, el gran maestro, de tu bienestar. *Tu amigo el colesterol* es una nueva etapa de ese camino. Es una guía útil, práctica, transversal, que tiende puentes para acercar las posturas contrarias y extremas, y así llegar a un entendimiento más sereno sobre esta maravillosa molécula, que no es una asesina. No es villana ni pistolera a sueldo.

Su intención más pura no es acabar con tu vida; todo lo contrario, es permitirla, promoverla, continuarla. Es verdad que su exceso, en ciertos casos y dentro de un contexto muy particular, puede causar ateroesclerosis y producir infartos, pero eso es la excepción a la regla; como te lo dije antes, he tenido pacientes con colesteroles muy elevados, y siguen muy sanos y vitales porque se han hecho responsables de su bienestar.

—Aun así, el *coles* mata, doc, no olvides al tío del *tiktoker*.

—No sabemos, a ciencia cierta, cuáles fueron las causas de su muerte.

—¡Su corazón explotó por el colesterol alto!

—El corazón no explota, esa es una figura literaria. Por cierto, solo para comenzar el análisis de tu historia clínica, ¿cuánto miden tu colesterol total, el HDL, el LDL, el VLDL y tus triglicéridos?

—No lo sé, doc. No tengo tiempo para exámenes; hay que trabajar.

—El trabajo más importante es cuidar tu salud.

—¿Y si tengo el *total* ese en 727? ¡Qué susto!

—Deja el miedo. Pon los resultados en la página final de esta introducción, sigue el texto con atención y entendamos juntos qué nos dice *Tu amigo el colesterol.*

La melodía

Debemos hacer una reflexión sobre la manera en que vivimos, abrir los ojos y saber que aquel accidente cardiovascular que tuvo alguno de tus familiares o amigos a los 40, 50 o 60 años no ocurrió de repente, comenzó a gestarse en la infancia, en la adolescencia, y no hablo de herencia o genética, hablo de malos hábitos, una dieta descuidada, una pobre gestión del estrés. Tantos años de vivir atacando al cuerpo de manera continuada (sin saberlo) pasan factura. Y el dictamen final no puede ser, simplemente: "Ay, qué lástima, se lo llevó el *coles*".

Eso quería contarte en esta introducción. Esa fue la razón, la "melodía", que me despertó aquella madrugada de septiembre a las 3:05 a. m., cuando salté de la cama al teclado para darle estructura a este libro, que fui escribiendo en la ducha (de manera mental; el agua me enfoca) y en el aire, en vuelos internacionales.

Siento que este libro, sin importar las cifras, el número de ediciones, las reseñas, los *likes*, los *reposts*, y guardadas las proporciones, es mi *Yesterday*. La "canción" que salió de un sueño, que tiene una letra sencilla ("No es culpable / Es inocente") y en la que he dejado lo mejor de mí. Este es un libro para quienes me acompañan en el papel por primera vez o quienes ya me conocen de antes. Un libro, urgente, para perder el miedo. Y un libro en el que he pensado mucho en ti, papá, ahora que siempre —sin importar la hora o el lugar— estás conmigo.

Tu amigo el colesterol
Mis primeros análisis

Escribe aquí los resultados de tu perfil lipídico más reciente (que no tenga una antigüedad superior a un mes). Recuerda que estos números son tan solo las primeras piezas para construir una historia clínica más profunda.

Fecha del examen:	
Nombres y apellidos:	
Edad:	
Signo zodiacal (es broma, agrégalo si quieres):	
Colesterol total:	
HDL:	
LDL:	
VLDL:	
Triglicéridos:	

NOTA

La información presentada en este libro es de carácter divulgativo y no debe ser tomada como un diagnóstico médico ni psicológico. Ni el autor del libro ni la editorial se hacen responsables de los potenciales perjuicios ocasionados por la omisión a esta advertencia.

CAPÍTULO 1

Comprender el colesterol

¿Qué es el colesterol?

Cuando les formulo esta pregunta, mis pacientes suelen responder: "Es grasa de la mala, doc", "Es una *cosa* grasosa y malévola que está en el chicharrón", "Es la grasa que ha hecho crecer mi panza y por eso la detesto". En todas esas afirmaciones condenatorias, e injustas, hay una sola verdad: el colesterol es una *grasa*, un lípido, una sustancia cerosa, que se relaciona con los alcoholes. Es una molécula exclusiva del reino animal, que no se encuentra en las papas, en las algas o en los fríjoles. No es pariente del aceite de oliva ni del aguacate (grasas monoinsaturadas), ni del aceite de coco (que pertenece a las grasas saturadas) ni de los apreciados omegas 3, 6, 9 y toda su recomendable familia (las grasas poliinsaturadas).

El *coles* es una molécula completamente distinta, compuesta por una estructura rígida, elegante y hermosa en su diseño, lo que le da propiedades únicas. Su forma, su composición, le permite llevar a cabo funciones vitales que ninguna otra *grasa* estaría en capacidad de realizar. Así luce el guapo colesterol.

COLESTEROL

Aunque pertenece a la dinastía de los lípidos, es diferente de sus demás parientes. Mientras los aceites vegetales o los ácidos grasos nos sirven como fuente de energía y son el combustible que el organismo utiliza en este instante o reserva para el momento oportuno, el colesterol no es una batería energética: se encarga de construir, comunicar y sostener la vida. **Es, literalmente, un mensajero y un arquitecto de la existencia**. Por eso, si relees este último párrafo con atención, entenderás que no hay razón alguna para temerle, inculparlo o señalarlo como villano. Todo lo contrario, podrás admirar su labor.

a) La casita

Imagina que cada célula del cuerpo es como una casa diminuta. La pared principal que le da soporte es la membrana celular, compuesta por grasas, proteínas y, aquí está: ¡colesterol! Él se encarga de que aquella pared tenga la firmeza, el equilibrio y también la versatilidad necesaria para permitir la entrada de los nutrientes y la salida de las moléculas de desecho, sin que se cause ninguna rotura estructural. Si el *coles* no existiera, ese muro tendría la consistencia endeble de un globo de látex y podría deformarse con facilidad. Su labor es capital, y especialmente notoria en un grupo de células llamadas neuronas;

te hablaré de ellas y del cerebro dentro de poco. Por lo pronto, quédate con esa primera información: esta molécula de la familia de los esteroles le da estructura a tu "casita".

b) El director de orquesta

Sé que a veces es difícil visualizar lo que sucede en esos procesos microscópicos de nuestro cuerpo. Por eso te pido, otra vez, un poco de imaginación. Supón que tu organismo es como una gran orquesta sinfónica, y que cada hormona toca un instrumento, un violín o un violonchelo, un fagot, un flautín, o forma parte del coro que se ubica al fondo del escenario. Para que su música se entrelace, para que sus funciones se lleven a cabo de manera ideal, todos los intérpretes (las hormonas) precisan de un director de orquesta, y ese es el colesterol, que en nuestra biología le marca el ritmo a una banda de hormonas compuesta por la testosterona, los estrógenos, la progesterona y el cortisol.

Todas ellas se derivan de este lípido, a través de varios pasos que incluyen procesos enzimáticos, viajes por los tejidos, los órganos y las glándulas. Así van tomando forma sus melodías. No haré un recuento minucioso de las funciones de estas hormonas esteroideas (o esteroides), pero sí te recuerdo sus bondades principales.

—Los *estrógenos* y la *progesterona* regulan el ciclo menstrual, la fertilidad, el crecimiento óseo y la salud del corazón.

—La *testosterona* promueve la fuerza, la masa muscular, la motivación y el deseo sexual.

—El *cortisol*, que ha ganado mucho protagonismo en los años recientes y es conocido como la hormona del estrés, ayuda a movilizar nuestra energía interna cuando la necesitamos y nos mantiene alerta ante las amenazas.

El colesterol, con su batuta, pericia y en sus niveles óptimos permite la creación de estas "mensajeras químicas" del cuerpo, como suelen ser llamadas las hormonas. Otra razón más para agradecer su misión.

Del lado opuesto, si tus niveles de *coles* son muy bajos, por el uso de ciertos medicamentos o por cuenta de una dieta irracional y extrema, tu cuerpo no tendrá la materia prima para crear estas hormonas y te sentirás cansada, de muy mal humor, tu deseo sexual estará en mínimos y seguramente sufrirás alteraciones del sueño. **Sin el colesterol, la orquesta hormonal tiroidea pierde su norte, suena mal, desafina, es como si extraviara la partitura.** El colesterol es tan importante que las células (neuronas o glándulas) lo fabrican ellas mismas, para no depender del colesterol sanguíneo. El LDL que circula en el cuerpo, o el que nos comemos, no le lleva colesterol al cerebro.

c) El sol, el coles, la vitamina D

Arquitecto, director musical y, además, el mejor amigo del sol, el colesterol también es el punto de partida de la vitamina D, una molécula necesaria para la salud ósea, para el mantenimiento del sistema inmune y para preservar un buen estado de ánimo. Si bien te la puedes tomar en tabletas, el cuerpo de todos los seres humanos está en capacidad de producirla de manera natural. ¿Cómo sucede la magia? Con la ayuda de este lípido indispensable.

Los estudios indican que al exponerte entre diez y quince minutos a los rayos solares vas a conseguir que el 7-dehidrocolesterol, un **precursor directo del colesterol** (su "materia prima") que se halla en la piel, se transforme en vitamina D3, que luego el hígado y el riñón activarán. Como te lo he explicado en mis libros anteriores, no lograrás buenos resultados si tomas un baño de sol en tu traje de oficina o dentro de una escafandra; lo ideal es que buena parte de tu anatomía este expuesta ante el astro rey para obtener mayores beneficios. Recuerda: bastará con un cuarto de hora al día, mejor si es en la mañana, cuando el sol apenas despierta. Alargar esta rutina, extender el tiempo del "baño solar", puede ser perjudicial para tu piel. Consúltalo con tu dermatólogo.

En este caso **el coles es como la arcilla que espera la energía del sol para ser moldeada.** Es un proceso maravilloso, que aún me sorprende, y que fue descubierto por el alemán Adolf Windaus (1876-1959), uno de los científicos que estudió con más detalle el comportamiento del colesterol. Por este hallazgo recibió el Premio Nobel de Química en 1928. Así que esta molécula, además, ha propiciado galardones.

d) El "detergente" biliar

Una de las sustancias orgánicas decisivas en el proceso digestivo es la bilis, que se produce en el hígado y se almacena en un pequeño órgano ubicado justo debajo de él, llamado vesícula biliar. Intuirás que si te hablo de la bilis en este apartado inicial del libro es porque, definitivamente, tiene una relación íntima con nuestro arquitecto y director de orquesta, el amigazo del sol. No te equivocas. La bilis está compuesta principalmente por sales biliares, que se forman a partir del colesterol, el agua, las sales corporales y la bilirrubina de Juan Luis Guerra. Su labor principal es descomponer las grasas que ingerimos y convertirlas en ácidos grasos que nuestro organismo pueda asimilar.

En esta labor son claves las sales biliares, que se liberan cada vez que comemos. Cuando describo su función en las conferencias que suelo dictar por todo el mundo o en las citas con mis pacientes, me refiero a ella como un "detergente natural". Imagina que estás lavando los platos, la sartén y las ollas después de una cena entre amigos. Para poder retirar la grasa que ha quedado en ellos necesitarás mucho más que agua, vas a requerir un jabón que te ayude a disolverla. La acción de las sales biliares es muy similar a la de ese jabón: permitirá que los aceites, los ácidos grasos y las vitaminas liposolubles A, D, E y K puedan ser absorbidos por el intestino. Te lo resumo de esta manera:

Sin colesterol no habría sales biliares.

Sin sales biliares no podríamos absorber las grasas.

Sin grasas no tendríamos energía, ni membranas celulares, ni hormonas.

e) "Chispas" en el cerebro

Ahora déjame hacerte una pregunta. ¿Cuál crees que es el órgano de nuestro cuerpo que acumula más cantidad de colesterol?

—¿El hígado, doc?

—No, aunque, es una respuesta muy lógica.

—¿El estómago?

—¿Por qué?

—Porque ahí llega toda la grasa que nos comemos.

—¿En serio? No.

—¿El corazón?

—Un poco más arriba.

—¿El cerebro, doc?

—Sí, el cerebro.

—Pero ¿qué tiene que ver este con el chicharrón?

El cerebro es el campeón absoluto en términos de concentración de colesterol. Aunque apenas represente el 2 % de nuestro peso corporal, contiene casi una cuarta parte del *coles* de *todo* el organismo. Y esto sucede porque, como nunca se apaga, ni siquiera cuando dormimos, es un consumidor voraz de energía. Mientras soñamos en nuestras camas, el cerebro preserva nuestro ritmo cardiaco, controla la respiración, la digestión, mantiene la temperatura corporal, se encarga de la eliminación de toxinas, la regulación de neurotransmisores y, de paso, aprovecha ese descanso para reorganizar y consolidar las memorias del día que se fue.

Es el equivalente biológico a una gran ciudad (Nueva York, Londres, Madrid, Berlín, Ciudad de México) que permanece activa las 24 horas del día: el tráfico continúa, sus luces no se apagan, las salas de urgencias reciben pacientes sin interrupción, los servidores empresariales siguen en actividad, muchos supermercados y farmacias tienen jornadas continuas. El cerebro tampoco se detiene, siempre está enviando y recibiendo mensajes eléctricos y químicos.

Aunque estas microdescargas informativas apenas pueden percibirse, requieren de manera permanente de pequeños impulsos de energía, miles de "chispas" que deben encenderse y apagarse una y otra vez. Para mantener ese ritmo, el cerebro requiere de estructuras firmes y flexibles que le permitan trabajar a toda velocidad, y en ese proceso el colesterol tiene un protagonismo silencioso.

Volvamos entonces a las neuronas, que mencioné en el apartado de "La casita". Estas células alargadas (puedes ver una de ellas en el gráfico) son las que dan vida al sistema nervioso, desde el encéfalo, pasando por la médula espinal y extendiéndose por toda la geografía orgánica. La manera de comunicarse entre ellas y de enviar ese mensaje, incluso a las zonas más lejanas del cuerpo, es a través de señales eléctricas (las "chispas" del párrafo anterior), en zonas especiales de contacto llamadas sinapsis. El encargado de que esa comunicación sea clara es el colesterol.

NEURONA

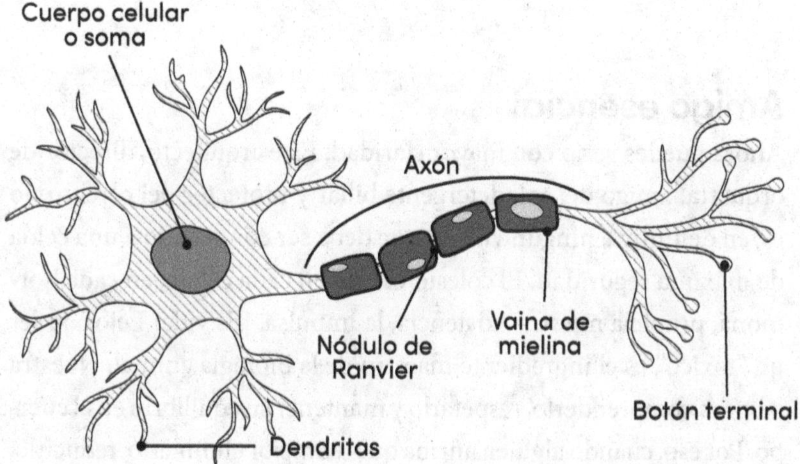

Se estima que en el cerebro contamos con más de cien millones de neuronas. La actividad que registra este órgano es abrumadora. Para mí, cada una de estas células opera como uno de esos cables de cobre que componen los aparatos eléctricos o electrónicos. Para evitar una rotura o un cortocircuito están recubiertos por una capa aislante, usualmente de PVC, polietileno o teflón. En el caso de las neuronas, su capa aislante se llama mielina y está compuesta, en gran parte, de colesterol.

Entonces, **el *coles* protege y facilita la sana operación neuronal.** Si este no existiera o su presencia corporal fuese deficiente, las señales enviadas por las neuronas no podrían ser bien interpretadas por el cerebro. Los mensajes serían como una llamada telefónica con interferencia constante: cortada, confusa, ruidosa e ininteligible. Cada pensamiento, cada emoción, cada palabra que dices o cada memoria que guardas se percibiría como un *glitch*, como una falla.

Después de esta explicación te habrá quedado claro que el órgano que te hace ser quien eres, el que te permite pensar, sentir y recordar, está bañado en colesterol. Sin él, nuestra gran máquina analítica sería inservible.

Amigo esencial

Ahora puedes verlo con mayor claridad. Este arquitecto, director de orquesta, amigo del sol, detergente biliar y protector del cerebro no es, en definitiva, ningún villano que deba ser condenado a una celda de máxima seguridad. El colesterol está en cada célula, en cada hormona, propicia nuestra existencia, la impulsa. ¡Es vida! Lejos de ser un "tóxico", es el ingrediente maestro de la biología animal. Nuestra labor es comprenderlo, respetarlo y mantener su equilibrio en el cuerpo. Por eso, cuando alguien afirma que "es mejor eliminarlo, reducirlo, tenerlo en mínimos", está sugiriendo que debemos apagar una de las llamas vitales de nuestro organismo.

Propongo dejar de lado la vieja discusión sobre si es "bueno" o "malo", para referirnos a él con calificativos menos novelescos y más amigables. Sé que podremos coincidir, sin divisiones, en esta idea: **El colesterol es esencial. Es uno de nuestros mejores amigos.** Es verdad que podrá ocasionarnos problemas cuando se acumula en lugares equivocados o cuando el sistema que lo regula y transporta deja de funcionar de manera adecuada. Con él pasa lo mismo que con el fuego: en su justa medida nos calienta, en exceso puede causar un incendio. Sin embargo, en condiciones normales, solo nos trae beneficios.

Los triglicéridos

También son lípidos y el cuerpo suele transportarlos de dos maneras:

1. Los que vienen del intestino, después de una comida, viajan "empaquetados" en unas lipoproteínas (LP) llamadas quilomicrones.
2. Los que el hígado fabrica y exporta se transportan en otra lipoproteína llamada VLDL. Te explicaré muy bien cada LP dentro de algunos párrafos.

Al igual que el *coles*, la palabra triglicéridos provoca espasmos sin razón. No te asustes. La mejor manera de perder el miedo es a través del conocimiento, del aprendizaje, y eso es lo que te ofrezco en este libro. Presta atención: si el colesterol es arquitecto, director, amigo del sol, y cumple con todas esas funciones que acabas de descubrir, **los triglicéridos son una bodega de energía**. Así como en las fincas o en las zonas rurales se guarda leña para el invierno, el cuerpo almacena grasa, la deposita en su tanque de reserva y la utilizará para encender su chimenea cuando el nivel primario de combustible esté bajo.

Al revisar su bioquímica, descubriremos que los triglicéridos están compuestos por tres ácidos grasos unidos a un glicerol (mira la gráfica). Los *triglis* son como pequeños bidones de gasolina listos para ser usados. Se almacenan en el tejido adiposo y se liberan cuando necesitamos un poco de energía entre comidas, cuando estamos en ayuno o durante el ejercicio. Hasta aquí, no hay un solo motivo para temerles.

TRIGLICÉRIDOS

O
O
R
O
O
R
O
R

Para evitar confusiones entre las dos grasas que hemos mencionado en el texto, te dejo este comparativo básico.

1. **Tanto el colesterol como los triglicéridos** viajan a través de nuestro cuerpo en unos veloces vehículos llamados lipoproteínas.
2. **El colesterol** cumple una labor de estructura, orientación, asimilación y protección en nuestro cuerpo, y no lo utilizamos como "gasolina".
   Los triglicéridos, en cambio, son puro combustible de reserva.
3. **El colesterol** son los ladrillos de tu casita.
   Los triglicéridos, el fuego que calienta el hogar.
4. **Si tu cuerpo está en armonía** (porque te alimentas bien, tu estilo de vida es sano, cuidas tu sueño, te ejercitas, evitas sustancias que intoxican tu cuerpo), también habrá una relación armónica entre el *coles* y los *triglis*.

Azúcar y michelines

Sin embargo, si se rompe dicha armonía —por diversas causas que revisaremos luego— y los triglicéridos se elevan, tu cuerpo está tratando de decirte algo. Aunque el mensaje lo comprenderás mejor con la ayuda de tu especialista, te contaré las razones habituales por las que los *triglis* suben y suben sin descanso. El tema lo expliqué en varios momentos de mi tercer libro, *COMO* (2021), y lo retomo aquí.

De pequeños escuchamos a nuestros padres y abuelos repetir que los temidos triglicéridos pondrían en riesgo nuestro corazón si comíamos muchas *grasas*. Yo le oí esa historia, con frecuencia, a mi tía Bertha (quien ha sido una de las personas que han inspirado mis textos). Lo que afirmaban todos ellos sonaba muy lógico: si comes mucha grasa, tendrás mucha grasa en el cuerpo, y las grasas *triglis* se elevarán. Pero…

—Ya sé lo que vas a decir, doc; lo repites desde *El milagro metabólico*.

—¿Qué voy a decir?

—“Pero nuestro cuerpo no funciona así”.

—Nunca mejor dicho.

Siempre nos contaron, de manera equivocada, que las grasas elevaban hasta los malos pensamientos y tapaban las arterias. Y olvidaban darnos dos explicaciones importantes. La primera: si incluimos en nuestra dieta a las *grasas saludables*, en las proporciones indicadas, no hay razones para que los triglicéridos suban de manera riesgosa.

Te recuerdo que las grasas saludables las encontramos principalmente en el aceite de coco (sin refinar), el aceite de oliva, el aguacate (y su aceite), el cacao, las nueces, la mantequilla (no la margarina), el ghee (mantequilla clarificada), el huevo y la familia de los omegas (3, 6, 9).

En las carnes animales y en los lácteos hay buenas grasas, colesterol y ácidos grasos; todos ellos, consumidos con moderación, serán apreciados por tu organismo.

La segunda: **los triglicéridos en realidad se elevan más por el alto consumo de azúcares, mieles, jarabes, siropes, harinas, fructosa y alcohol, que por el consumo de grasas.** El órgano que más sufre la ingesta azucarada o etílica es el hígado que, al ser incapaz de gestionar toda esa descarga, decidirá exportar en forma de grasa (de triglicéridos) todo aquello que no pudo asimilar, para que nuestro organismo la utilice después como energía de reserva. Estos lípidos se alojarán en nuestros tejidos. Las "llantas" o "michelines", por ejemplo, son *triglis*.

Por eso tus elecciones alimentarias serán decisivas en el comportamiento de los triglicéridos. Miremos estos tres ejemplos.

Laura y Sebastián son dos amigos del trabajo que suelen almorzar juntos. Esto fue lo que almorzaron el pasado miércoles: Laura, como es usual, eligió un plato de salmón con aguacate, ensalada de la casa (con un buen aceite de oliva y algunos frutos secos) y como bebida pidió una botella de agua mineral. Andrés, por su parte, dijo que no tenía mucha hambre y que prefería un *croissant* de queso, unas papas fritas de paquete, dos alfajores, un jugo de mandarina y al final se llevó una bebida cola *light* para la oficina.

Al terminar, los dos se sintieron satisfechos, pero el proceso digestivo que sucede en el organismo de cada uno es muy diferente. El de Laura agradeció la buena carga de proteínas, grasas naturales y fibra que acababa de recibir. Su intestino empacará esa grasa en *quilomicrones*, unas lipoproteínas de gran tamaño que son como vehículos repartidores que viajan por la linfa, distribuyen la energía por el cuerpo y luego se convierten en remanentes que el hígado recoge. Sus triglicéridos y los de cualquier ser humano subirán un poco después de ese momento de ingesta y luego empezarán a disminuir. Ese es el proceso habitual. Aquí la insulina cumplió con una jornada de trabajo normal y su hígado está tranquilo.

Lo que pasa en el cuerpo de Sebastián es diferente. Su *no*-almuerzo consistió en una amalgama de azúcar, harinas blancas (que se convierten en azúcar) y fructosa. Esta tormenta de dulce elevó muy rápido su glucosa en sangre, por eso la insulina tuvo que llamar a sus refuerzos de manera urgente, para tratar de controlar esa elevación. Sebas tiene una sobrecarga de *energía* que su organismo no es capaz de gestionar, y debido a ella su hígado tomará ese exceso de azúcar y lo convertirá en triglicéridos (grasa para usar después).

Lo que sucede dentro de Sebastián es lo mismo que pasaría en una panadería donde, por equivocación, el camión de reparto ha llevado el doble de harina. En el local no tienen cómo acomodarla toda en sus alacenas, así que el panadero encargado decide usar buena parte de ella para convertirla en galletas que sí podrá guardar y poner a la venta después. Esa harina se transformó en otro producto que se almacena de manera diferente y será útil más adelante. Lo mismo hizo el práctico hígado de Sebastián.

El tercer caso es el de Julián, amigo de Laura y Sebas, quien no almorzó con ellos (no tuvo tiempo) y en la noche llegó a su casa a abrir una botella de vino para "relajarse". Una rutina que suele repetir. Se toma tres copas viendo un partido de fútbol de la liga local. Luego se acuesta y, sin saberlo, sus triglicéridos van en ascenso. ¿Por qué? Porque el etanol, la segunda sustancia más abundante en esa bebida, se metaboliza rápidamente en el hígado y se convierte en una fuente de energía que favorece esta subida.

Por eso, cuando te digan otra vez que es la "grasa" la que provoca la elevación de los *triglis*, recuerda los tres ejemplos anteriores. La comida de Laura contenía salmón, aguacate, aceite de oliva, nueces y es la que más "disfrutó" su organismo y con la que su hígado sonrió. Cuando consumimos grasas saludables, como las anteriores, el cuerpo las empaca de manera perfecta en esos quilomicrones que mencioné antes, y ellos se encargarán de llevar la energía a nuestros tejidos. Esos lípidos se utilizarán, entre otras labores, para reparar las membranas celulares y fabricar hormonas.

Por el contrario, el *no*-almuerzo de Sebastián (*croissant*, papitas, alfajor, jugo y gaseosa), y la rutina de vino y fútbol de Julián, le causaron apuros a la insulina y momentos ingratos al hígado que, superado por la descarga de azúcar, harinas, fructosa o etanol, comenzó a producir grasa de manera desordenada. La empacaba donde podía y así comenzó a acumularse en la sangre, en el hígado y en el tejido adiposo.

Tal vez así lo entiendas mejor.

Es como si tu cuerpo tuviera dos cocinas. Una sería como la de la serie *The Bear*, liderada por el chef "Carmy" (Jeremy Allen White), un espacio impecable y gestionado de manera profesional. Esta es la cocina del intestino, que recibe la grasa de los alimentos y la distribuye de una manera organizada.

Otra sería como la de un puesto callejero o una feria de comidas, un espacio caótico, algo sucio y con los trastos siempre apilados porque no hay tiempo para atender a los clientes, servir y limpiar. Esa es la cocina auxiliar que tiene que encender el hígado cuando recibe una tormenta de carbohidratos o alcohol. Se trabaja rápido y sin control. Hay demasiada grasa (*triglis*) en las ollas sin limpiar, en la estufa, en las paredes; no hay cómo evacuarla. De esta forma los triglicéridos en sangre comienzan a subir y se va incubando la patología del hígado graso.

Por eso un desayuno con pan, cereales de caja y jugo (o algún producto lácteo azucarado *light*) elevará más los triglicéridos que uno con tres huevos revueltos y aguacate. Y una cena con vino y postre alterará más tus análisis que una con salmón y verduras. No es la grasa. Es el exceso de carbohidratos *dañinos* el que sube los triglicéridos y ancla en tu cintura esos michelines. De otro lado, recuerda siempre que los carbohidratos que sí debes incluir en tus comidas son los vegetales (los mejores de todos).

Otras razones para esa "subida"

Es preciso aclarar que, además del exceso de azúcar y alcohol, hay otros factores (malos hábitos, malas decisiones, asuntos genéticos) que poco a poco van llenando la bodega corporal y provocan que la grasa se acumule donde no debería. Revisémoslos.

a) De la cama al sofá

El sedentarismo es uno de los principales causantes de dicha acumulación. Somos seres diseñados para estar en constante movimiento. Y no hablo del recorrido de la cama rumbo al sofá, o del avance errático a la terraza para encender un cigarrillo. Nuestros músculos, que están diseñados para darnos soporte, caminar, correr, saltar, levantar peso, son fábricas de energía que ayudan en el proceso de "quemar" grasa y mantener los triglicéridos en los niveles deseados. Si estamos sentados e inmóviles durante casi todo el día, las fábricas de energía apagan sus motores, no usan esos lípidos, y lo que no se "gasta" se almacena en la sangre y en el hígado en forma de *triglis*.

¿Cómo revertirlo? Muy fácil, moviéndose a diario. No es necesario ni correr maratones ni someterse a jornadas infernales en el gimnasio; basta, por ejemplo, con dar una caminata enérgica después de comer, subir escaleras, hacer pausas activas o moverse un poco, unos diez minutos, después de cada hora de estar sentado frente al ordenador (pon una alarma que te lo recuerde).

El movimiento activa las enzimas que limpian la sangre de triglicéridos y abren las puertas de las células para usar la glucosa. Por oposición, la inmovilidad, el sedentarismo, no solo aumenta los *triglis*, también daña el interior de las arterias y reduce nuestra capacidad de respuesta ante el estrés metabólico.

b) La llave que no abre la puerta

Desde mi primer libro he dicho que la insulina es nuestra "hormona reina" por la decisiva labor que cumple en el organismo. Ella, liberada por el páncreas, se activa cada vez que comemos y se encarga de distribuir la glucosa de los alimentos en nuestra anatomía. Es como si tuviera una llave maestra para abrir las "puertas" celulares y darles su ración de energía.

Cuando llevamos una dieta balanceada y nuestro cuerpo está en equilibrio, la insulina gira su llave y permite que la glucosa entre en las células de los músculos (para ser usada) o del hígado (para ser guardada). Sin embargo, cuando pasamos largos períodos sin movernos y además abusamos de las tartas, los panes, los postres, los paquetes, de toda la comida ultraprocesada y de mentiras, la llave de la hormona reina dejará de servir.

Al no poder abrir la puerta celular, pedirá ayuda para que le traigan otras llaves y llegará una legión de moléculas de su bando para intentar solucionar el problema. Y así se genera la conocida resistencia a la insulina. **En otras palabras, el cuerpo, en su afán de lograr que la glucosa entre a las células, produce insulina sin descanso.**

Ese exceso prolongado afectará al hígado, que comenzará a transformar toda esa energía acumulada en grasa, especialmente en triglicéridos. Es decir, la resistencia a la insulina provoca que nuestro organismo se convierta en una máquina que fabrica y acumula grasa de manera rápida aun cuando las porciones que llevemos a nuestra mesa no sean exageradas.

c) ¡Demasiada energía!

En esta sociedad de consumo, donde los alimentos y los no-alimentos empaquetados están todo el tiempo a nuestro alcance, es importante elegir *qué* comemos, saber *cómo* comemos, pero, especialmente, controlar *cuánto* comemos. Con tanta comida disponible —y al escribir estas líneas no deja de parecerme doloroso que en este siglo aún haya niños y familias que mueren de hambre—, con tanta desinformación y las agresivas campañas publicitarias de la industria alimentaria, es muy fácil cometer el error de comer de más. Comer por comer, como quien mastica sus crispetas XXL en la oscuridad del cine porque así lo manda la "tradición". Solo recuerda que incluso el consumo desmedido de alimentos saludables será un castigo para tu cuerpo.

En fin, comer como una máquina llevará tus triglicéridos a las nubes. El metabolismo sigue una lógica muy simple: si el organismo, por cuenta de los numerosos momentos de ingesta o de las porciones muy grandes, recibe más energía de la que puede gastar, *quemar* o usar, buscará cómo guardarla. Y ya sabes que su manera favorita será transformándola en *triglis*.

Este mal hábito también puede ser fácil de corregir si cada vez que te sientas ante tu desayuno, almuerzo o cena, además de agradecer por la comida que llevarás a tu cuerpo, te dedicas a vivir ese momento de manera muy consciente, te concentras en cada sabor, en cada olor, masticas lentamente, disfrutas de este acto íntimo, y dejas de lado el móvil, el portátil, la serie de televisión, las noticias del día. Como diría el sabio vietnamita Thich Nhat Hanh, "al comer, saber que estoy comiendo". Eso te ayudará a sentirte saciado y evitar una ingesta a toda velocidad para complacer al sistema de recompensa de tu cerebro que, además, siempre te pedirá azúcar en cualquiera de sus formas. De otro lado, no hay alimentos mágicos que "no engordan" si se consumen sin freno.

d) En los genes

A todas las razones esgrimidas anteriormente debemos agregar la carga hereditaria, la historia biológica de tu familia. Sí, hay personas que por predisposición genética, por cuenta de una variación enzimática o alguna alteración orgánica acumulan triglicéridos en sus tejidos. Sin embargo, como lo vemos en la medicina de hoy y como nos lo ha explicado el biólogo y profesor estadounidense Bruce Lipton, con su epigenética, o especialistas como Eric Nestler, Moshe Szyf o Michael Meaney, tener esta huella en los genes no es una sentencia definitiva.

Cuando descubro una predisposición genética en algún paciente suelo explicarle que dicha seña hereditaria no es una tragedia. Y entonces le doy el ejemplo del interruptor.

—¿Y cuál es ese ejemplo, doc?

—Piensa que estás en tu casa, al caer la tarde. El sol se está poniendo. Y tú puedes elegir entre pulsar el interruptor para encender la luz o no tocarlo y disfrutar, a oscuras, de la llegada de la noche.

—Yo prefiero encender la luz, doc.

—Vale, eso mismo pasa con tus genes.

—¿Los enciendo o los apago? ¿Qué me estás diciendo?

Naces con una información biológica específica. Tienes un gen "rarito" que te hace más propenso a acumular grasa. Sin embargo, que este gen se active o permanezca en paz, dependerá mucho de ti, de la manera en que vives, de tus hábitos, tu alimentación, tus decisiones, las horas que dedicas al deporte, la calidad de tu sueño, tu adaptación al estrés. Si cuidas cada uno de esos factores estás eligiendo *no* prender el interruptor. En cambio, si vives de una manera descuidada, trabajas sin descanso, no entrenas, y lo tuyo es una fiesta etílica permanente, estás prendiendo el interruptor. ¿Lo ves? No maldigas a tus parientes por aquella *trigli*-herencia; **entiende que tu estilo de vida tiene más poder que la predisposición genética.**

Lo he visto en muchos de mis pacientes; cuando logramos reducir el azúcar, mejorar su sueño, cambiar su dieta, organizar sus horas de entrenamiento y limpiar su hígado a tiempo, hacemos que sus triglicéridos no se descontrolen y que sus arterias permanezcan limpias a pesar de su herencia biológica.

Por ahora, para cerrar este capítulo, solo quiero pedirte que si tu especialista revisa tus exámenes y te dice que hay una elevación en tus triglicéridos, reflexiones de inmediato en lo aprendido aquí. Ya no pensarás: "Tengo mucha grasa de chicharrón y huevo frito circulando por mi sangre y metida en mi panza"; podrás, en cambio, repetirte en voz baja: **"Mi cuerpo tiene demasiada energía que no es capaz de manejar".** ¿Cómo corregirlo? Teniendo en cuenta lo que te he dicho antes.

Por ahora no quiero entrar en cifras y mediciones, tendremos un capítulo entero dedicado a ellas. Después de saber qué son el colesterol y los triglicéridos, y de comprobar que no son malévolos pistoleros a sueldo, sigamos con la travesía de las grasas en el organismo.

CAPÍTULO 2

El viaje de las grasas en el cuerpo

Sirve un poco de agua en un vaso. Ahora vierte unas cuantas gotas de aceite sobre él. ¿Qué ves? ¿Qué pasa? Seguramente hiciste este breve experimento de observación en el bachillerato en la clase de Química. Y el profesor te habrá explicado que los dos líquidos se separan por una diferencia de densidad: el agua es más densa que el aceite, y con respecto a las cargas moleculares, el agua es polar y el aceite no polar. Lo cierto es que el segundo flotará sobre el primero. No se mezclarán. Eso mismo sucedería con el plasma de nuestra sangre (el "agua") y las partículas de colesterol y triglicéridos ("el aceite") si no existieran las lipoproteínas.

Estas minúsculas estructuras, compuestas por grasas y proteínas, son como pequeños buses que les sirven de medio de transporte al *coles*, a los *triglis* y a ciertas vitaminas, para realizar su tránsito por el torrente sanguíneo. Al viajar cómodamente empaquetados dentro de las lipoproteínas, pueden llegar a los músculos y a los tejidos donde nuestro cuerpo los necesita. Si ellas no existieran, ni tú no yo estaríamos comunicándonos en este instante. Nuestras arterias se habrían atascado muy pronto con trozos de grasa extraviadas y sin destino. La función de las lipoproteínas (LP) es asombrosa. Sobre estas chicas hablaremos muchísimo en este apartado y en lo que resta del libro. Te dejo la idea destacada para que no la olvides o para que la encuentres rápido si tu memoria te falla:

Las lipoproteínas son los buses (los vehículos) que transportan el colesterol y los triglicéridos a través del plasma de la sangre.

MAPA VISUAL DE LIPOPROTEÍNAS: ORIGEN → PARTÍCULA → FUNCIÓN

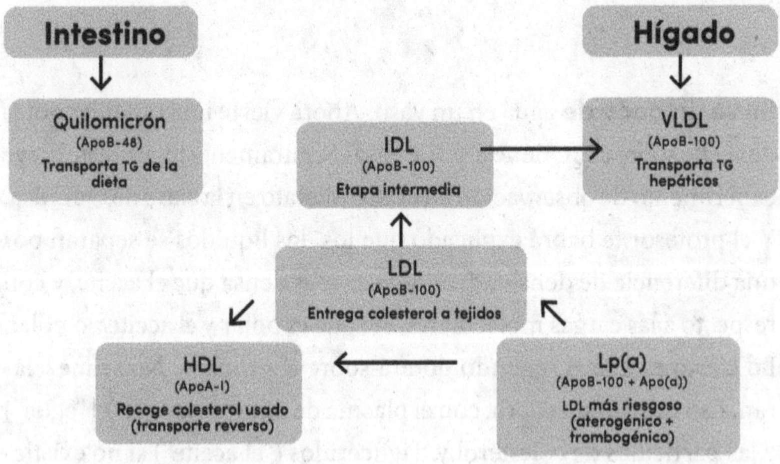

Las LP con mayor protagonismo en este texto serán los quilomicrones, las VLDL, HDL, IDL, LDL y las Lp(a). Varias de estas abreviaturas las conoces si has revisado con atención el perfil lipídico que te pide tu especialista cada seis meses. Cada una de ellas cuenta con una matrícula vehícular específica para que los agentes de tránsito del cuerpo sepan de dónde vienen y para dónde van. **Esa matrícula se llama apolipoproteína**. Aquí puedes ver las generalidades de una LP.

MAPA VISUAL DE LIPOPROTEÍNAS: FLUJO DE PARTÍCULAS

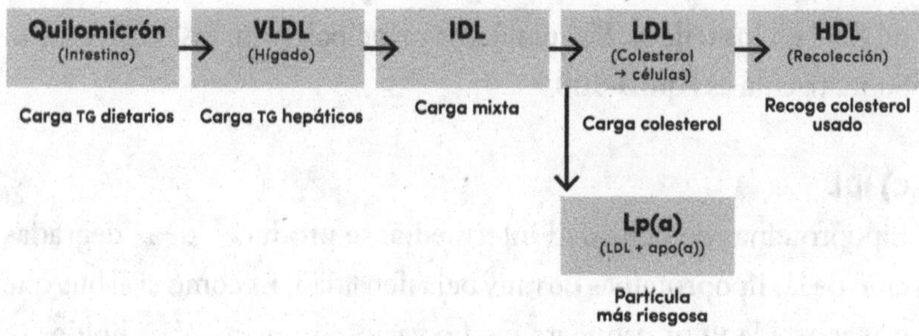

LIPOPROTEÍNA

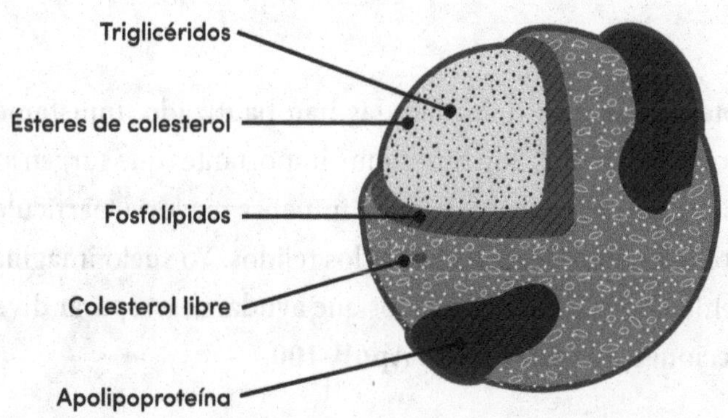

a) Quilomicrones

Las raíces griegas de su nombre, *chylous*, jugo, y *mikron*, pequeño, podrían confundirnos. Estas son en realidad lipoproteínas de enorme tamaño y muy baja densidad. Se originan en el intestino cuando consumimos alimentos ricos en grasa. Dentro de la flotilla de lipobuses, serían como amplios vehículos turísticos de dos pisos, con una gran capacidad. Llevan la matrícula **ApoB-48**.

b) VLDL

Lipoproteínas de muy baja densidad, se generan en el hígado y de ahí serán exportadas al torrente sanguíneo que las conducirá a su destino final en los tejidos. Sus pasajeros principales son los triglicéridos. Su matrícula es **ApoB-100**.

c) IDL

Lipoproteínas de densidad intermedia, se producen de la degradación de las lipoproteínas de muy baja densidad. Es como si el bus que transporta la VLDL estuviera medio vacío porque muchos lípidos se han bajado en sus respectivos destinos a lo largo del camino. En su trayecto de ida conservan la matrícula **ApoB-100**, pero si van de regreso al hígado para ser eliminadas expresan la nomenclatura **ApoE**.

d) LDL

Lipoproteínas de baja densidad; las han bautizado, injustamente, como "colesterol malo". Son buses muy importantes que surgen a partir de las IDL. Sus pasajeros son, en su inmensa mayoría, partículas de colesterol que serán depositadas en los tejidos. Yo suelo imaginarlas como vehículos que llevan ladrillos que ayudarán a reparar diversas construcciones. Su matrícula es **ApoB-100**.

e) HDL

Lipoproteínas de alta densidad, o "colesterol bueno". No son buses de reparto sino de recogida. Se forman en el hígado y en el intestino. Se encargan de recolectar el colesterol usado que se encuentra en los tejidos y lo llevan de regreso al hígado para que sea reciclado o, finalmente desechado, a través de los líquidos biliares. Esa labor de limpieza los ha convertido en los "héroes de la película". Su matrícula más característica es **ApoA**.

Hasta aquí, así se vería la flotilla de las lipoproteínas mencionadas; nos resta una muy especial, que tendrá su gráfico aparte.

LAS LIPOPROTEÍNAS

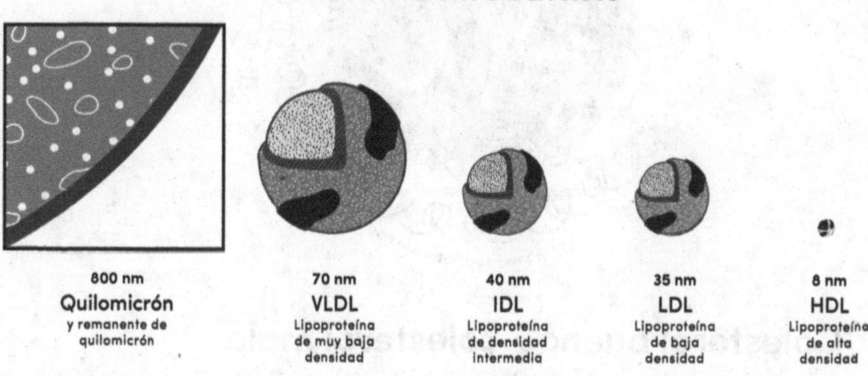

f) Lp(a)

Esta es la "especial". Aunque en su naturaleza es muy similar a las LDL, la lipoproteína (a) es un bus distinto, es como si contara con una especie de remolque extra, la proteína Apo (a) (cabe aclarar que esta es minúscula y es diferente de la Apo A del HDL) que está fijada a su estructura. Este "vagón" adicional lo convierte en un vehículo poco fiable, que a veces derrapa y se queda adherido con más facilidad en el terreno que recorre (las arterias). Es una molécula más "pegajosa" que puede interferir en la limpieza de coágulos y aumenta el riesgo de episodios cardiovasculares. Los niveles de Lp(a) están determinados por la historia genética del paciente. Su matrícula es la **ApoB-100.**

ESTRUCTURA DE LA LIPOPROTEÍNA(a)

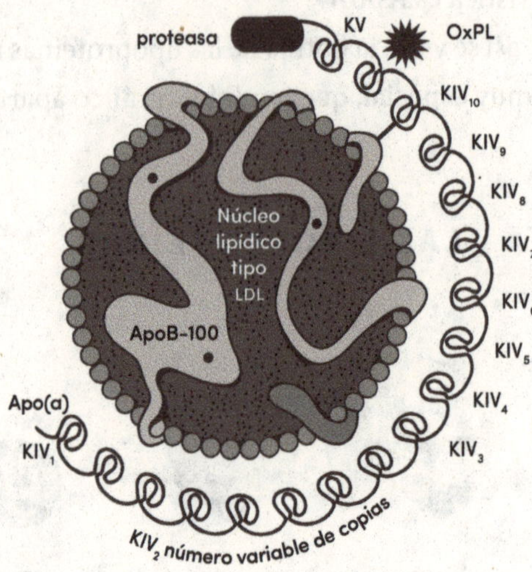

Colesterol bueno / colesterol malo

Está claro, entonces, que las lipoproteínas son buses que transportan a los lípidos y que tienen una matrícula vehicular que las diferencia dependiendo del viaje que realicen. Por lo tanto, las lipoproteínas de baja densidad o LDL, a las que llamamos "colesterol malo", y las lipoproteínas de alta densidad o HDL, a las que conocemos como "colesterol bueno", son tan solo medios de transporte, *no* colesterol. Lo que intento expresar es que en ambos casos el *coles* es el mismo, ni villano, ni héroe; el "malo" o el "bueno" es el bus que lo lleva por sus rutas habituales: rumbo a los tejidos o de regreso al hígado.

El colesterol, el pasajero frecuente, no es peligroso, los que sí pueden representar una amenaza para el cuerpo son los tres siguientes factores:

1. **Que haya demasiados buses con la matrícula ApoB (100, 48) circulando en la ruta.**
2. **El tamaño de la carga de colesterol o de triglicéridos que transportan (el número de pasajeros).**

3. El estado de las vías que recorren (las arterias; en pocas páginas revisaremos su composición, es un tema muy interesante).

Vuelvo a los ejemplos. Supongamos que hoy la compañía TransGrasas S. A. debe transportar a 100 pasajeros lipídicos. La empresa puede repartirlos en dos grandes buses, cada uno con cincuenta sillas, o en diez buses pequeños, cada uno con diez sillas. El número de grasas a transportar es el mismo, pero habría menos riesgo de colisión, accidentes, pinchazos en el camino, menos contaminación, si solo circulan *dos* buses. **Cuando hay una decena de ellos en la calle las posibilidades de accidentes aumentan.**

Dentro de este contexto, los buses LDL, que tienen matrícula ApoB-100, no son "malos" porque lleven colesterol en su interior; lo "malo" es que haya muchos de estos vehículos con la misma nomenclatura transportando pasajeros en el torrente sanguíneo. El tráfico se torna peligroso si hay 10 o 20 vehículos en la vía, y se multiplica la probabilidad de que uno o varios de ellos pierdan el control, se oxiden, causen inflamación y propicien la temida **placa de ateroma** o **placa aterogénica**.

—¿Y qué es esa placa, doc? ¿Vestigios de chicharrón?

—Más que chicharrón, en ella habrá huellas de los excesos de azúcares, carbohidratos, alcohol, de todo lo que tu organismo no ha podido gestionar bien, de todo lo que lo ha estresado, inflamado y desequilibrado.

—¿Y la placa esa es peligrosa, doc?

—Podría ser una de las causantes de un infarto.

—¡Fue la placa, entonces, la que mató al tío del *tiktoker*!

—Eso no lo sabemos.

—Pare con los buses, doc, quiero saber más de la placa.

—Paciencia, te lo expongo con más calma en un próximo apartado. Aquí, como abrebocas, te daré la información básica. La placa de ateroma se forma dentro de las arterias y es el resultado de la acumulación de colesterol y otros lípidos, proteínas, células sanguíneas y calcio. Es una mezcla que empieza a compactarse, a crecer y a dificultar la circulación. Si la sangre no puede fluir libremente debido a un taponamiento provocado por ella, llegarán los episodios cerebrocardiovasculares. Te cuento más en el apartado dedicado a las autopistas del organismo. Sigamos con los buses.

El remolque pegajoso

En décadas recientes, uno de los grandes acertijos clínicos por resolver ha sido la razón por la que tanta gente joven, *con colesteroles normales* —este es un dato muy importante—, está sufriendo infartos. Aunque el perfil lipídico de los pacientes afectados no da señales de alerta, cuando se revisan sus arterias se descubre una notoria acumulación de placa. ¿Por qué? Por el alto tráfico de los buses con remolques pegajosos.

Te decía hace pocas líneas que la flota Lp(a) es muy particular. Es en esencia un grupo de vehículos LDL, pero cuentan con un remolque adicional, la apolipoproteína (a), que los hace más propensos a los descarrilamientos, los derrapes, o a quedarse atascados en el camino, especialmente si las vías arteriales tienen baches. Cuando hay muchos buses Lp(a) en las carreteras, es muy probable que sus vagones pegajosos se queden adheridos a las paredes arteriales y así empiecen a formarse depósitos de placa. Esta es una amenaza silenciosa que los exámenes tradicionales no detectarán.

Los niveles de Lp(a) en cada individuo, de acuerdo con las evidencias disponibles, están marcados por la genética. Es una información que traemos por defecto y no podremos cambiar su "número", pero sí estamos en capacidad de modificar su factor de riesgo. No pierdas el hilo.

a. **Si la cifra de Lp(a) es elevada (hablaremos de esas mediciones dentro de algunos capítulos) será un mensaje importante por tener en cuenta, pero jamás se debe entender como una alarma de muerte.**

b. Los estudios recientes han demostrado que, más allá del número, el comportamiento de la lipoproteína (a) sí varía dependiendo de los hábitos de vida de cada persona. Y hoy, medicamentos como el Muvalaplin, contribuyen a reducir sus niveles en el cuerpo.

Uno de mis pacientes con esta patología me dijo con tristeza que, al enterarse del resultado, sentía que podía sufrir un infarto en cualquier momento. "Es como si alguien me estuviera apuntando con una pistola todo el tiempo, desde que me levanto hasta que me duermo —añadió—. La pistola genética está cargada, doc". Yo sé poco de armas, pero pudimos resolverlo así. La pistola tenía balas en el cargador: los números elevados de Lp(a). Sin embargo, repliqué, si nadie acciona el gatillo, no habrá disparos y habrá poco que temer.

¿Qué acerca el dedo del pistolero a ese gatillo? La pobre alimentación, el alcohol, el tabaquismo, el sedentarismo, todos los malos hábitos que causan estrés e inflamación crónica. ¿Qué aleja el dedo del gatillo? Llevar una vida totalmente opuesta, como la que he descrito desde *El milagro metabólico*, como la que te propongo en este libro (alimentarte de manera consciente, ejercitarte, cuidar tu sueño… ya conoces el listado).

De esta forma, aunque la pistola genética esté cargada, resultará inofensiva. "Tú, con tus decisiones diarias y más allá de los 'números', impides que se dispare", le dije a mi paciente en aquella consulta. Hoy se siente muy bien; el francotirador que lo perseguía ha desaparecido y no hemos vuelto a hablar de pistolas, solo de su buena salud. A ti te digo lo mismo.

Si descubres que tus niveles de lipoproteína(a) son altos, no te asustes; ante todo, escucha los consejos de tu especialista. Haz de los buenos hábitos tu primera barrera de protección, y si el doctor te receta medicamentos, tómalos, confía en la ciencia. En los últimos años han surgido nuevos tratamientos para esta patología. Intuyo que el nuevo negocio de la industria farmacéutica será crear renovadas tabletas para frenar el tráfico riesgoso de estos buses con remolque pegajoso. Mientras esas nuevas moléculas llegan al mercado (e incluso después de que lleguen), sigue trabajando en cuidar tu bienestar cada día, cada hora. Siempre.

En el apartado de chequeos, pruebas y exámenes sugeridos para conocer mejor el estado del colesterol en tu cuerpo, retomaremos el asunto.

POSIBLES EFECTOS DE NIVELES ALTOS DE LIPOPROTEÍNA(a)

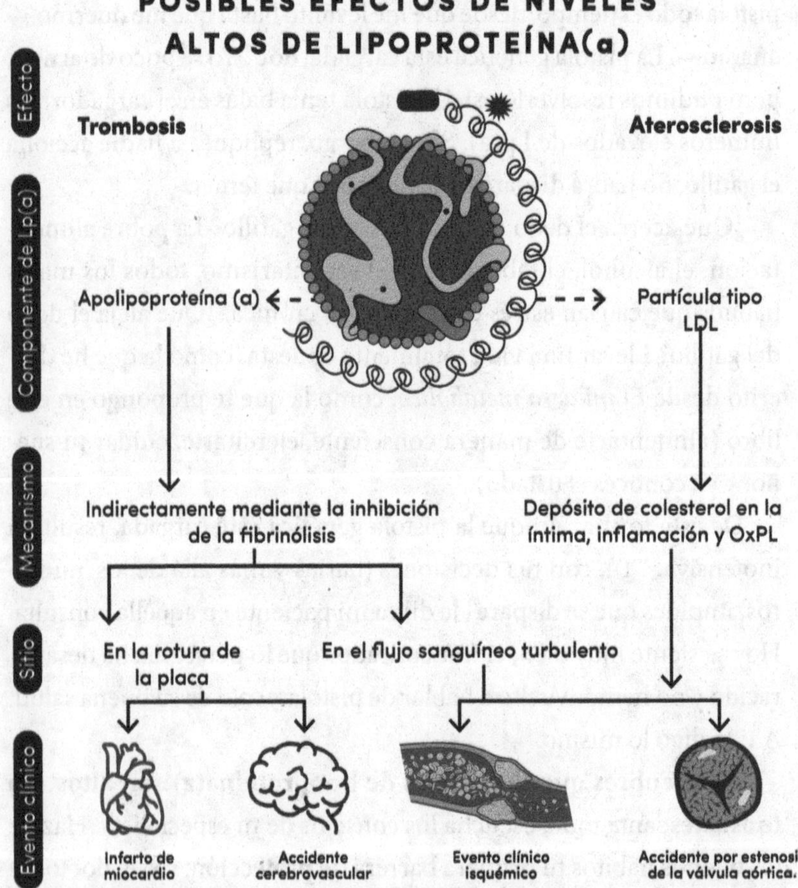

Para que lo recuerdes fácilmente:

Las lipoproteínas (quilomicrones, IDL, LDL, HDL, Lp(a), LVDL) son los buses que transportan el colesterol y los triglicéridos.

Cada uno de esos buses cuenta con una matrícula de transporte específica (una apolipoproteína) que permite saber hacia dónde se dirige.

El colesterol no es ni "bueno", ni "malo", es un pasajero que quiere ayudar al cuerpo, pero su función dependerá del bus que lo transporte.

Si hay muchos buses transportando grasas en las carreteras orgánicas es más probable que haya accidentes y se forme placa y se afecte la salud arterial.

De todos los buses, el que tiene más riesgos potenciales es el Lp(a), al contar con un vagón pegajoso que puede adherirse a las arterias. Que haya muchos o pocos en el cuerpo dependerá de nuestra genética.

Del plato de comida a la sangre

Te preparas para comer. Frente a ti hay un plato con una porción generosa de pescado, ensalada verde con aguacate, un chorrito de aceite de oliva y una ración pequeña de arroz basmati. ¡Provecho! Mientras disfrutas de los primeros bocados de esa buena información que le das al organismo, una decena de procesos invisibles han comenzado su marcha en tu interior con el fin de transformar esa comida en energía y en "ladrillos" que les den soporte a las estructuras celulares.

Las proteínas (el pescado) y los carbohidratos (los vegetales, el arroz), tienen el camino fácil: se disuelven en el torrente sanguíneo y avanzan a través de él de manera plácida. Por su parte, las grasas (provenientes del pescado, del aguacate y del aceite), como te lo explicaba al inicio del capítulo, por su densidad y polaridad no pueden disolverse en ese plasma; son como las gotas de aceite que flotan y se agrupan sobre el agua. Para que esos lípidos puedan ser absorbidos por el cuerpo y lleguen a los músculos y a los tejidos, tendrán que pasar por varios procesos y por varios buses. Revisemos el recorrido.

1–Antes de subirse al bus / la bilis

En el intestino estará esperando la primera aliada para que nuestras preciadas grasas puedan emprender su ruta: la bilis. Este líquido digestivo almacenado en la vesícula biliar y secretado por el hígado ayudará a descomponer esos grandes bloques de lípidos y convertirlos en unidades más fáciles de transportar. Estas partículas serán absorbidas por los enterocitos, unas células epiteliales (de protección) del intestino delgado que son claves en la absorción de nutrientes. Estas se encargarán de "empaquetar" el contenido recibido en **triglicéridos**, cuya estructura es muy simple: una molécula de glicerol (alcohol) unida a tres moléculas de ácidos grasos; de ahí su nombre.

2–El bus de dos pisos: quilomicrones

Una vez empaquetados, los *triglis* se juntan con apolipoproteínas y así surgen los **prequilomicrones**, que viajarán hacia el sistema linfático donde se convertirán en **quilomicrones maduros**: los primeros vehículos de transporte lipídico del día, esos grandes buses turísticos de dos pisos de los que te hablé al inicio del capítulo. Con ellos comienza el reparto de las grasas.

Los quilomicrones, entonces, transportan los triglicéridos de los alimentos que acabas de cenar, algo de colesterol y las vitaminas liposolubles A, E, D y K. Para que los agentes de tránsito del hígado y las células sepan quiénes son y hacia dónde se dirigen, llevan su matrícula **ApoB-48**.

Después de cruzar la vena subclavia, los quilomicrones maduros se unirán al tráfico principal del torrente sanguíneo para cumplir su misión principal: llevar sus pasajeros a los músculos y al tejido adiposo. Para que la entrega sea efectiva y exitosa, esos triglicéridos deben ser recibidos por la lipoproteína lipasa, una enzima que, a través de un proceso llamado hidrólisis (o hidrolización), les permite a los músculos y a los tejidos convertir esos útiles lípidos en energía.

Dicho de otra forma: el chofer del bus llega al peaje de la lipasa y grita: "Aquí traigo el paquete". Abre la puerta con una llave especial (la apolipoproteína C-II, ApoC-II) y lo entrega. La lipasa lo revisa, lo reorganiza y reparte el contenido a los músculos, que "quemarán" esos triglicéridos como gasolina, y al tejido adiposo, donde se guardarán como combustible de reserva. Poco a poco, después de dejar a sus pasajeros en los respectivos paraderos, el bus va quedándose vacío.

En esta etapa, el enorme quilomicrón se convierte en **remanente de quilomicrón**. Ya no lleva una carga energética grande, aún conserva algo de colesterol, pero su misión principal ya se llevó a cabo. Su destino cambia: ahora lo que queda del bus irá hacia la estación final, el hígado, donde será reciclado y, para que no haya confusiones en la ruta, expresará la matrícula de transporte **ApoE**.

Esa es la larga ruta de los quilomicrones.

3–La gran estación: el hígado

Los órganos de nuestra anatomía que gozan de mayor exposición mediática son el cerebro y el corazón. Está claro que sin ellos no podríamos vivir, pero se olvida la labor decisiva que cumple el hígado, que suele ser visto (de manera injusta) como un actor de reparto. Aquí, justo en este momento, pondremos las cargas en orden.

Si tuviera que elegir un solo órgano para representar la eficiencia del cuerpo humano, ese sería el hígado. Es maravilloso. Es el centro logístico, el laboratorio principal de tu biología, la fábrica donde se crean y organizan muchos de los recursos que necesitas para vivir. Cumple más de 500 funciones conocidas. El hígado tiene varias personalidades: es un…

—**Purificador:** actúa como un gran filtro. Cada sustancia, cada partícula benéfica o dañina, resultante de nuestra digestión pasará primero por él, que las revisará con el celo de un guardia fronterizo antes de dejarlas pasar al intestino delgado. Si detecta alguna molécula tóxica, la neutraliza o la transforma para que el organismo pueda eliminarla. También se encargará de la depuración de los fármacos que ingerimos y cataboliza el amoníaco para convertirlo en urea que será eliminada a través de la orina.

—**Almacenador y nivelador:** guarda la glucosa proveniente de los alimentos en forma de glucógeno, hierro, vitaminas y energía de reserva. Es como un contenedor especial donde se alberga combustible. Cuando el cuerpo agota las reservas de gasolina de sus "estaciones" habituales, utiliza las del tanque hepático. En aquellos momentos en los que has consumido toda la energía de los alimentos que comiste, el hígado se encarga de liberar una carga extra para mantener la glucosa en niveles normales.

—**Productor:** fabrica proteínas, colesterol, triglicéridos y las famosas **sales biliares** que permiten digerir las grasas.

—**Organizador:** coordina la distribución de nutrientes, decide cuántos de ellos liberar a la sangre, cuántos se deben guardar y cuántos desechar.

—**Mediador emocional y metabólico:** cuando vives estresada, estresado, de manera crónica, debido a la alimentación errada, al exceso de trabajo, los malos hábitos y un largo etcétera que ya conoces, el sistema nervioso autonómico manda a trabajar jornadas extra al cortisol (la hormona del estrés), que intentará conservar el equilibrio de tu organismo. El exceso de cortisol afecta el funcionamiento del hígado, altera su capacidad de gestión de la glucosa y lo hace fabricar más triglicéridos. Cuando duermes poco o cenas muy tarde de manera recurrente, alteras tu ritmo circadiano (el reloj biológico), y este noble órgano deja de "quemar" grasa y empieza a almacenarla. Y, ante los abusos de azúcar y alcohol, el hígado se inflama y no puede cumplir correctamente con su labor de filtro. Si este se confunde, se cansa, se bloquea, se sobrecarga, su funcionamiento se desacelera, tu energía baja mientras los niveles de azúcar en sangre se elevan. Por eso, **cuidar tu hígado es cuidar el equilibrio de tu organismo.**

Te dejo una tabla práctica para que recuerdes cada uno de los buses anteriores.

TABLA COMPARATIVA DE LIPOPROTEÍNAS

Lipoproteína	Origen	Apo principal	Carga principal	Ruta inicial	Función
Quilomicrón	Intestino (postprandial)	ApoB-48 + ApoC-II, ApoE	Triglicéridos de la dieta, colesterol, vitaminas liposolubles	Linfa → conducto torácico → sangre sistémica	Transporta grasas dietarias a tejidos; remanentes al hígado
VLDL	Hígado	ApoB-100 + ApoC-II, ApoE	Triglicéridos endógenos + colesterol	Directo a sangre	Transporta TG hepáticos; precursor de IDL y LDL
IDL	Degradación de VLDL	ApoB-100 + ApoE	Mezcla TG y colesterol	Sangre	Etapa intermedia; puede volver al hígado o transformarse en LDL
LDL	Degradación de IDL	ApoB-100	Colesterol (≈70 %)	Sangre	Principal transportador de colesterol a tejidos periféricos
HDL	Hígado e intestino (maduración en sangre)	ApoA-I, ApoA-II	Colesterol recogido de tejidos	Sangre (transporte reverso)	Retira colesterol de tejidos y lo lleva al hígado
Lp(a)	Hígado (variante genética de LDL)	ApoB-100 + Apo(a)	Colesterol + proteína Apo(a)	Sangre	LDL aterogénico y trombogénico (interfiere fibrinólisis)

La magia hepática

Lo sorprendente es que el hígado, aún en condiciones muy difíciles (incluso si le han extirpado una parte), tiene la capacidad de regenerarse. Si se le mima con las horas de descanso necesarias y con buenos nutrientes, volverá a recuperar su funcionamiento ideal. Su nobleza es ejemplar.

Te sugiero que cuando identifiques los síntomas que describí antes, cuando sientas la inflamación y la falta de energía propias de su mala labor, no trates de solucionarlo tomando una recarga de pastillas que, posiblemente, empeorarán su estado (sigue las indicaciones de tu médico). Te sugiero que en ese momento cambies la pregunta habitual de "¿Qué me tomo?" por una más sensata: "Qué puedo hacer o dejar de hacer (en el caso de los malos hábitos) para que mi hígado respire, repose, se limpie y se reanime?".

Recuerda que:

Aunque no tengas una sola grasa en tu plato, el hígado puede fabricar colesterol y triglicéridos a partir del exceso de azúcares y de alcohol. En otras palabras, el pan blanco, los pastelitos, los donuts, las gaseosas, los postres y las montañas de fríjoles no desaparecen de tu cuerpo como el conejo en el sombrero del mago. Esa sobrecarga se va a convertir en grasa. A continuación te explico cómo es el viaje de esos lípidos.

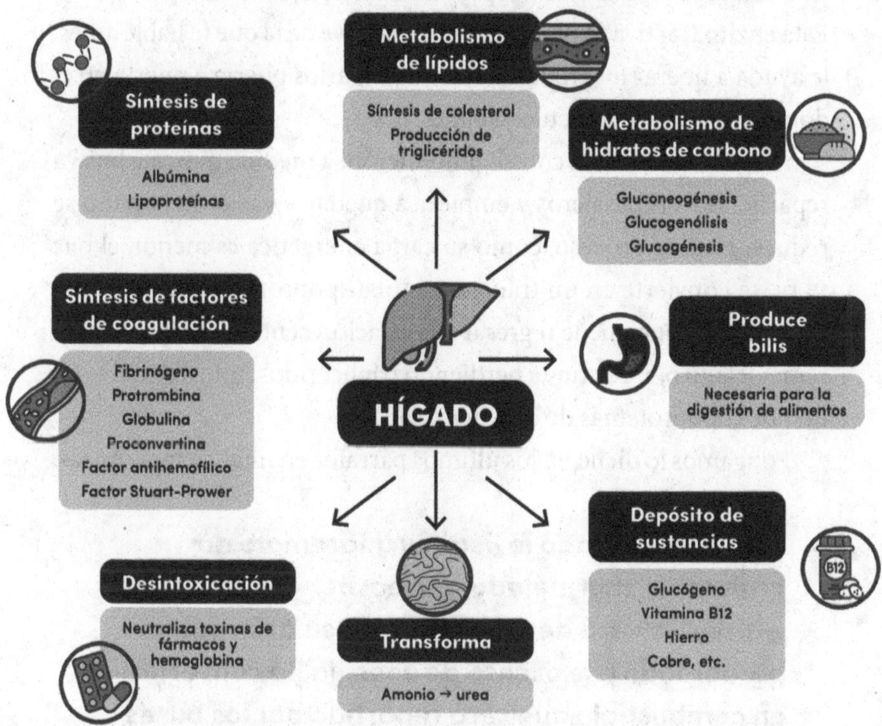

4–VLDL, el bus que sale del hígado

Cuando este órgano produce "grasa" en demasía, debe enviarla a los tejidos y a los músculos. Lo hará con su propia flotilla de buses, que son más pequeños que los quilomicrones, las VLDL (lipoproteínas de muy baja densidad), cuya matrícula es **ApoB-100**, una nomenclatura que los identifica como vehículos fabricados en el hígado.

Los pasajeros principales de estos buses son los **triglicéridos endógenos**, fabricados a partir de carbohidratos y alcohol, y también viajeros del equipo del colesterol. Su misión es la de **distribuir energía en forma de triglicéridos a los músculos y al tejido adiposo.**

Si el quilomicrón maduro es como un enorme bus turístico de dos pisos, el VLDL tiene el tamaño de un bus urbano tradicional y recorre las calles principales de la ciudad (las arterias) repartiendo combustible. En cada parada estará esperándolo la **lipoproteína lipasa** (LPL). Esta enzima, activada por la ApoC-II, la llave de la que te hablé antes, le ayuda a liberar los triglicéridos y entregarlos puerta a puerta en el domicilio de cada músculo y tejido.

Al igual que sucede con el quilomicrón, a medida que este bus va repartiendo sus pasajeros y empieza a quedarse vacío, su tamaño se reduce. En este proceso, como su carga energética es menor, el bus VLDL se convierte en un transporte IDL (lipoproteínas de densidad intermedia), que puede regresar a la estación central, el hígado, para ser reciclado o, si continúa perdiendo triglicéridos, transformarse en un LDL (lipoproteínas de baja densidad).

Pongamos lo dicho en los últimos párrafos en unas cuantas líneas:

> **Si al noble hígado le llega un maremoto de *croissants*, mermelada, gaseosas, vino, vodka, whisky, se verá desbordado y en su afán por no perder todo ese exceso de energía, la convertirá en combustible que será repartido por los buses VLDL, con su matrícula ApoB-100, y emprenderán su ruta por toda la ciudad (el organismo). El resultado: habrá demasiados buses en las arterias y se incrementan las posibilidades de atascos y accidentes.**

5–LDL, el bus de los ladrillos

Te decía que cuando los buses VLDL terminan de repartir sus "paquetes" de triglicéridos se transforman en una flotilla más pequeña llamada IDL, y a medida que esta continúa su ruta se convierte en buses aún más chicos: las lipoproteínas de baja densidad, o LDL.

Su pasajero principal es el **colesterol** y su matrícula también será **ApoB-100**.

Es, por decirlo de una manera muy sencilla, la flota que lleva los ladrillos que servirán de soporte y material de construcción a las "casitas" de la ciudad que llevas dentro de ti. El LDL es conocido en los consultorios médicos, en los laboratorios y las conversaciones informales como el "colesterol malo".

Pero este torpe alias no representa, para nada, la función que cumple. Su trabajo es importantísimo, debe distribuir el *coles* por el organismo para fortalecer las membranas de las células, fabricar hormonas, contribuir con la producción de vitamina D o la reparación de nuestros tejidos. Sin estos buses nuestro cuerpo no podría mantenerse en pie. El LDL y su pasajero colesterol nos dan vida cada día.

—Si es tan útil, doc, ¿por qué suele ser señalado como "e**LD**iab**L**o"?

—Porque ha habido un error de interpretación.

—Mi médico me lo dijo claramente: "El LDL es malo".

—¿Si es tan malo por qué tus células lo esperan y lo reciben? ¿Son tan *bobas* las células que deciden abrirle su puerta al enemigo?

—No entiendo tu analogía, doc.

—Cada célula de tu cuerpo tiene un receptor para el LDL.

—¿Receptor?

Digamos que las células tienen una cerradura especial para las lipoproteínas de baja densidad. Cuando llega el LDL saca su llave maestra, gira la cerradura y así asegura su entrada. Si estas moléculas fueran una amenaza, las puertas celulares no se le abrirían de par en par. Te lo iré explicando lentamente a través del libro. El LDL no es peligroso. Es un bus con una carga vital. De hecho, contribuye a que nuestro sistema inmunológico (el que nos defiende) esté bien. Los líos comienzan cuando hay muchos buses LDL en las carreteras y cuando esas vías están en mal estado. Lo desarrollaré mejor más adelante.

En este cruce del camino solo quiero repetir el ejemplo aquel de los 100 pasajeros y los buses. ¿Lo recuerdas?

—Sí, doc.

—¿Cuál es la opción menos riesgosa?

—Transportar esos 100 pasajeros en la menor cantidad de buses para disminuir la posibilidad de atascos y colisiones en la carretera.

—¿Cuál es la carretera?

—Las arterias, doc.

—¿Cuál es la opción con más riesgos?

—Transportar esos 100 pasajeros en 20 o 30 buses, por ejemplo; con tantos vehículos en el camino hay mayor probabilidad de accidentes.

Los "accidentes" en la ruta suelen suceder cuando las partículas de LDL se oxidan, debido a un desequilibrio entre los radicales libres —moléculas altamente reactivas e inestables— y los antioxidantes del cuerpo, y se quedan adheridas en una zona muy específica de las arterias que entraré a definir dentro de poco.

Ese es el inicio de la mencionada placa de ateroma, que con el paso del tiempo puede provocar infartos o derrames cerebrales. ¿Es culpa del LDL? No. ¿Es culpa del colesterol?, tampoco. Son muchos los factores que se suman para que esto suceda y el principal de ellos, sin duda, son los malos hábitos. Tranquila, tranquilo, todo este asunto lo retomaremos y lo entenderemos con más calma. Por lo pronto, continuemos con otro de los miembros del sistema de movilidad lipídico.

6–HDL, el bus que va de regreso

El transporte de las lipoproteínas de alta densidad, las HDL, comienza su ruta sin pasajeros en su interior. Su labor será recoger a los pasajeros olvidados o extraviados en las calles de la ciudad, pasajeros que, incluso, pueden ser potencialmente peligrosos. Su matrícula es la **ApoA-I**. Lejos de las analogías, y dicho de una manera más técnica, el HDL tiene una importante función protectora: remover el exceso de *coles* de las arterias y llevarlo al hígado para que sea reutilizado o eliminado. Es como el servicio de recolección de basura que mantiene a la ciudad en óptimas condiciones. Por su trabajo de limpieza se le conoce como "colesterol bueno".

7–Ni "malo" ni "bueno"

A la luz de las evidencias podrías pensar que el mejor escenario para tu salud sería contar con muchísimos buses recolectores (HDL) y con pocos repartidores (LDL). Se lee muy bien, pero, finalmente, el "mejor escenario" es lograr un equilibrio entre los dos. Ambos son necesarios. Ahora, es cierto que el panorama inverso: muchísimos buses LDL circulando y poquísimos HDL limpiando, contribuyen a que las vías se congestionen y se deterioren.Ahora, como hay más HDL que LDL circulando en el cuerpo, entre estos se ayudan claramente. Es una maniobra que los libros llaman técnicamente **transporte indirecto de LDL**, pero yo prefiero que lo veas como una escena de película con un toque de comedia.

Píllatela: El HDL (el busetero ágil) se mete en el **subendotelio**, ese callejón oscuro de la arteria donde el macrófago se estaba atiborrando de colesterol hasta explotar. El HDL llega, rescata el colesterol sobrante y antes de cualquier cosa, **peina al LDL con su colesterol reciclado**. Sí, tal cual. Le pone un antioxidante, le acomoda la corbata, lo deja oliendo rico y bien empacadito.

Y ahí, con el paquete listo, el HDL se asoma a la autopista, ve pasar al grandulón del LDL y le chifla:

—¡Ey, tú! ¿Vas para el hígado, cierto? Hazme un favor. Ya que vas para allá, llévame esto. Fresco que ya te lo peiné, va limpiecito y sin problemas.

Y el LDL, que en el fondo es buena gente y colabora, le dice:

—Hágale, monte la carga.

El HDL se libera para seguir limpiando y el LDL se lleva ese colesterol "peinado" directo a la planta de reciclaje del hígado. Así de bacana es la logística de tu cuerpo cuando todo funciona bien.

COMPARATIVO DE CANTIDADES

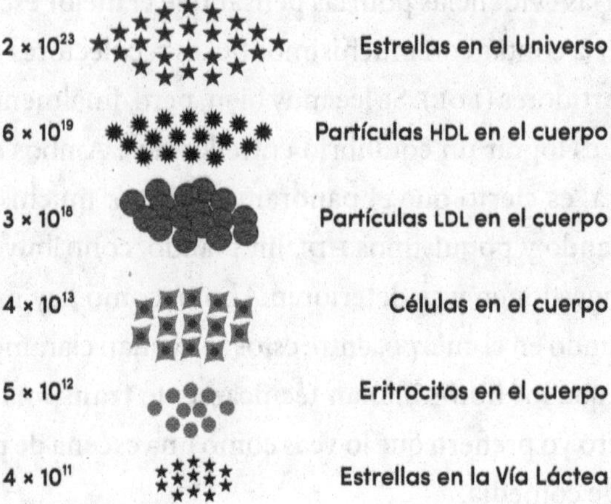

Te dejo una tabla práctica para que recuerdes cada uno de los buses anteriores.

TABLA COMPARATIVA DE LIPOPROTEÍNAS

Lipoproteína	Origen	Apo principal	Carga principal	Ruta inicial	Función
Quilomicrón	Intestino (postprandial)	ApoB-48 + ApoC-II, ApoE	Triglicéridos de la dieta, colesterol, vitaminas liposolubles	Linfa → conducto torácico → sangre sistémica	Transporta grasas dietarias a tejidos; remanentes al hígado
VLDL	Hígado	ApoB-100 + ApoC-II, ApoE	Triglicéridos endógenos + colesterol	Directo a sangre	Transporta TG hepáticos; precursor de IDL y LDL
IDL	Degradación de VLDL	ApoB-100 + ApoE	Mezcla TG y colesterol	Sangre	Etapa intermedia; puede volver al hígado o transformarse en LDL
LDL	Degradación de IDL	ApoB-100	Colesterol (≈70 %)	Sangre	Principal transportador de colesterol a tejidos periféricos
HDL	Hígado e intestino (maduración en sangre)	ApoA-I, ApoA-II	Colesterol recogido de tejidos	Sangre (transporte reverso)	Retira colesterol de tejidos y lo lleva al hígado

Lipoproteína	Origen	Apo principal	Carga principal	Ruta inicial	Función
Lp(a)	Hígado (variante genética de LDL)	ApoB-100 + Apo(a)	Colesterol + proteína Apo(a)	Sangre	LDL aterogénico y trombogénico (interfiere fibrinólisis)

Y quiero que esto quede muy claro:

> **Durante años nos dijeron que nuestra buena salud dependía de tener bajito el LDL. Y fue así, porque los análisis se centraban en resultados numéricos y no intentaban explicar la complejidad del sistema. Hoy, la ciencia nos muestra que no se trata de cuánto colesterol hay en nuestros buses internos, sino de cuántos buses están circulando, repartiendo y de cuántos regresan a limpiar. Esa es la historia que debes comprender. No es una pelea del LDL contra el HDL. Se trata de que ambos convivan en paz en nuestro interior sin cargar con el alias de malo o bueno.**

Si en realidad nuestro bienestar dependiera de tan solo bajar los "números" del LDL, los medicamentos que contienen estatinas, esas moléculas que se encargan de reducir el supuesto "colesterol malo", habrían resuelto la enfermedad cardiovascular hace años. Sin embargo, esta sigue siendo la principal causa de muertes en el mundo. Entonces es hora de abrir los ojos y ver que **aún con estatinas la cifra de víctimas no decrece; aumenta.**

Desde mi punto de vista nuestra principal falla como médicos es que no les estamos enseñando a nuestros pacientes a hacerse dueños de su salud, no les estamos explicando la interesante complejidad del colesterol en el cuerpo, no les estamos dando las mejores herramientas para cuidar su corazón. Y esas no se encontrarán, tan solo, en un par de píldoras. Tenlo en cuenta.

—Lo tendré muy en cuenta, doc.

—Muy bien, ¿avanzamos?

—No, antes quería decirte algo.

—Te escucho...

—Leer sobre los buses, el *coles*, los *triglis*, me ha hecho pensar mucho sobre el acto de comer, doc; debo confesarte que incluso me he estresado un poco...

—¿Por qué?

—Porque cada vez que como imagino esa cantidad de vehículos que van por mis arterias y me preocupa que se estrellen. ¡Son muchos, según lo que dices!

—Son muchos, pero si comes bien no hay problema. Todos cumplirán su labor y avanzarán por sus carriles. Nuestra biología está diseñada para eso.

—Hoy me comí dos grandes pedazos de tarta de queso con mermelada de frambuesa y me siento fatal. No dejo de pensar en mi hígado enojado exportando *triglis*.

—Tu hígado no está enojado, habrá hecho su labor con gusto. Y no te culpes por la tarta de queso, mañana vuelves a tu dieta habitual: las proteínas necesarias, las grasas saludables infaltables, los buenos *carbs* (vegetales en su mayoría). Y listo.

—¿Hablaremos de eso más adelante? ¿De qué comer para estar bien?

—Escribí un libro de más de 600 páginas sobre el tema, se llama *COMO*. Pero sí, claro que hablaremos del tema aquí.

Conozcamos ahora cómo son las vías de nuestro cuerpo.

CAPÍTULO 3

Cuando el sistema pierde el equilibrio

La autopista interior

Ahora sí vamos a examinar de manera detallada cómo son esas carreteras por las que circulan todos los buses que hemos descrito anteriormente. Se llaman arterias y, como te lo habrán contado en las clases de Biología del *cole*, forman parte del sistema circulatorio, junto con las venas y los vasos capilares. Se estima que la extensión total de la red conformada por estos tres tipos de vasos sanguíneos sumaría cerca de 100 000 kilómetros. ¡Nuestro cuerpo nunca dejará de sorprendernos!

Las arterias transportan sangre rica en oxígeno y nutrientes desde el corazón hacia los tejidos y los demás órganos (las venas, por su parte, llevan la sangre de regreso al corazón). Sus paredes son fuertes y a la vez muy elásticas porque deben ser capaces de resistir la presión sanguínea (las paredes de las venas son más débiles). Para mí, las arterias son autopistas vivas constituidas por paredes sensibles que respiran, perciben, responden y se reparan. Son vías versátiles, no túneles rígidos de concreto.

a) El primer tapiz: endotelio

Por dentro, esta autopista está tapizada por un tejido finísimo llamado **endotelio**. Es una sola capa que recubre de principio a fin las arterias. Este delicado tapete liberará algunas sustancias, como el óxido nítrico, que ayudarán a conservar el buen estado vascular. El endotelio es esencial en las labores de vasodilatación, en la prevención de trombos y en su respuesta a la inflamación, porque permite que los leucocitos (esos pequeños guerreros del sistema inmune) lleguen a los tejidos dañados.

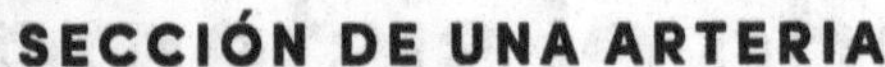

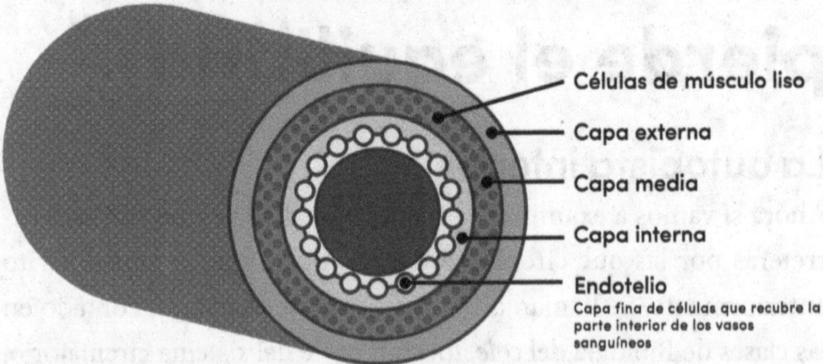

b) El césped (o la espuma): el glicocálix

El endotelio está recubierto por una capa aún más delicada llamada glicocálix (o glicocáliz), compuesta por carbohidratos, proteínas y lípidos. Este se encuentra en esa primera zona de contacto, entre el flujo sanguíneo y las paredes endoteliales. Al verlo a través del microscopio semeja un césped diminuto, esponjoso, brillante. No es un simple adorno biológico, es un complejo sistema de defensa. Está ahí para reducir el roce, evita que las lipoproteínas se queden adheridas al endotelio y facilita el fluir de la sangre.

En el título lo denominé *espuma*. Ese término me fascina, y lo tomo prestado de mi buen amigo, el cardiólogo argentino Esteban Larronde, quien en una de sus charlas definió al glicocálix como “una espuma de mar" que cubre las arterias y las protege. Yo me lo imagino como la espuma del capuchino. Es una imagen muy bella. La espuma que permite que nuestras autopistas internas preserven su buena salud y nos alejen de los taponamientos. *Césped* o *espuma*, tú eliges, pero sabes bien de qué estamos hablando.

ASÍ LUCE EL CÉSPED O LA ESPUMA DEL GLICOCÁLIX

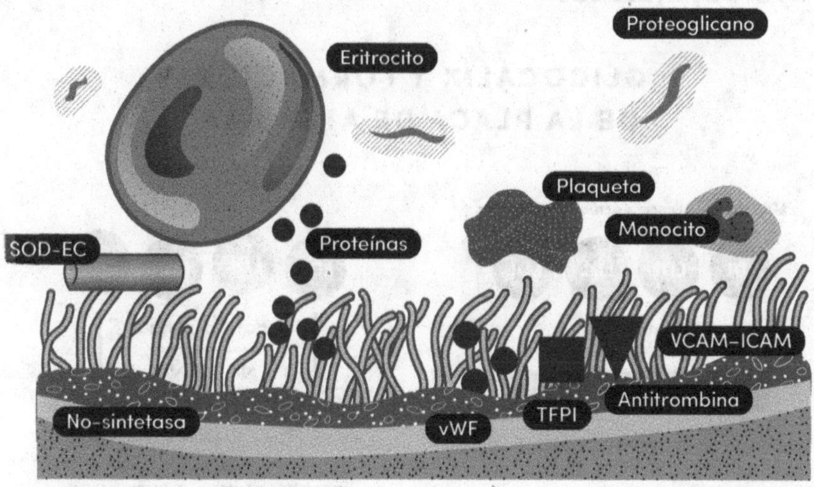

c) Daños en el césped

A pesar de su alta resistencia, esta gramilla no es invencible, se desgasta, se descompone, por los malos hábitos de vida. Las cascadas de azúcar, las horas sin dormir, la falta de ejercicio, el cigarrillo (en todas sus presentaciones) y el alcohol la van aplastando. Lo mismo que le podría suceder al mejor césped del mejor estadio del mundo si, antes de un concierto de Metallica, los organizadores olvidan instalar los tapetes o las estructuras de protección. A la mañana siguiente, después de resistir los saltos frenéticos de miles de aficionados, el césped lucirá como el escenario de un desastre. Solo habrá huecos, zonas resbaladizas, parches resecos, toda una tragedia.

Cuando el pasto se aplana, cuando la espuma del mar se desvanece, los buses que antes se transportaban sobre una superficie suave pero firme, empiezan a enfrentarse a una carretera peligrosa con cráteres. Y es en este instante cuando voy a contarte lo que algunos definen como la "aterradora historia del colesterol en las arterias", dejando de lado la palabra "aterradora" y revisando las evidencias reales. Esta es la historia sin adjetivos que infunden miedo.

d) El bus atascado

GLICOCÁLIX Y FORMACIÓN DE LA PLACA DE ATEROMA

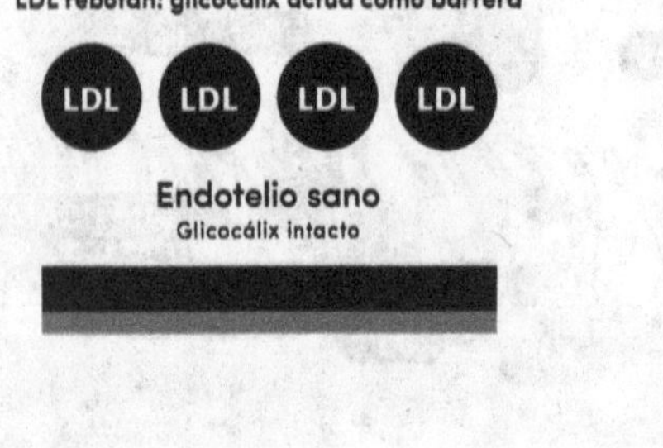

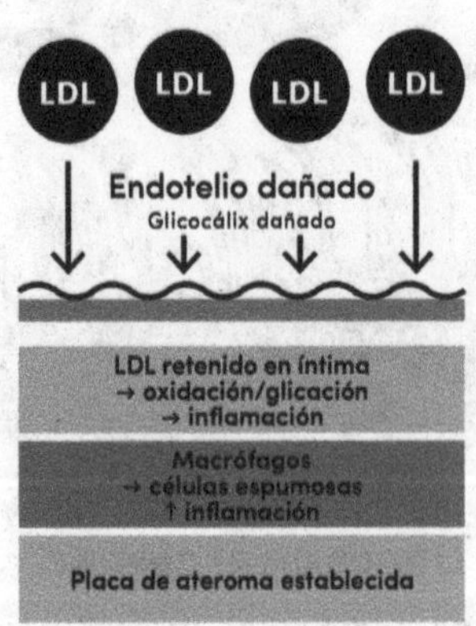

Como bien lo sabes, a través de tus arterias circulan millones de buses grandes, medianos, pequeños, muy pequeños, llamados lipoproteínas (LP). Dependiendo de su naturaleza (quilomicrón, VLDL, IDL, LDL, HDL) y su matrícula (ApoB-48, ApoB-100, ApoE, ApoA-I), sus pasajeros serán *triglis*, *coles*, vitaminas. Todos ellos se movilizan fluidamente por las autopistas arteriales gracias al buen estado del césped (glicocálix) que recubre su delicado tapiz principal (el endotelio). Esa es la película de la salud perfecta.

Ahora miremos un episodio que comenzará a cambiar esa película. Un día, al notar que hay un bache en el césped, un bus LDL ("colesterol malo") recibe una orden clara del sistema central de averías del cuerpo: "¡Deténte y arréglalo!". Se aparca entonces en la zona y, como transporta moléculas de colesterol destinadas a la "construcción" y a la "reparación", se dispone a solucionar el problema. Su intención es muy buena, solo que, a pesar de sus esfuerzos, no logra su cometido y, peor aún, se queda atascado en el bache sin posibilidades de regresar a la autopista.

El bus LDL no puede salir de allí porque el glicocálix está afectado, el endotelio está inflamado y repleto de unas moléculas que funcionan como velcro y se adhieren al vehículo. Al notar que el problema no ha sido resuelto, el sistema central de averías del cuerpo le ordena a otro transporte que intente tapar el hueco y rescatar al primero que se quedó atrapado. Tristemente, el segundo bus corre la misma suerte. La operación seguirá repitiéndose sin descanso: el organismo en su intento por recobrar el equilibrio envía otro y otro y otro bus a la zona. ¡Todos se quedan ahí enterrados! Comienza a gestarse un gran atasco en la vía. Ahora sí hay un peligro latente.

e) Los bomberos y el *coles* oxidado

El bus LDL que lleva mucho tiempo atascado comienza a oxidarse. Como si se tratara de un trozo de manzana cortada que ha sido abandonado a la intemperie, el colesterol cambia su estructura. Deja de ser una molécula de "reparación", para convertirse en una de posible "inflamación". Por eso el organismo, en su inmensa sabiduría, envía refuerzos; otros buses al rescate.

En esos vehículos de refuerzo viajan los bomberos del sistema inmune, los **macrófagos.** Son células de gran tamaño que protegen nuestra biología de bacterias, partículas dañinas y desechos, usando su táctica secreta: ¡devorándolos! (de ahí su nombre). En condiciones normales, su treta de tragarse a las moléculas peligrosas suele funcionar. Sin embargo, en este caso, ante un bache tan profundo (un glicocálix roto) y un entorno conflictivo (el endotelio inflamado), su estrategia fagocitadora no funciona. Es como si se tragaran las moléculas peligrosas, pero no pudieran digerirlas. Entonces se hinchan, se llenan de grasa, se inflaman y se convierten en **células espumosas**. Dentro de ellas hay una carga explosiva de LDL oxidado.

Nuevos bomberos, uno tras otro, llegarán a la zona e intentarán "limpiarla". Sus esfuerzos no tendrán recompensa. Estos macrófagos indigestos se convertirán dentro de poco en más células espumosas. Las alarmas del cuerpo se encienden. Aquella arteria que antes era lisa, flexible, una vía rápida, empieza a engrosarse. La sangre no fluirá igual.

f) La cicatriz: la placa de ateroma

El organismo intentará, con todos los recursos que posee, sanar la zona del desastre. Cubrirá la zona con una capa fibrosa, una suerte de "costra" interior. Y de esta forma, sin que lo notes, se ha formado la **placa de ateroma**, que habíamos mencionado en varias ocasiones en este libro. Así se crea. Debajo de ella hay una peligrosa mezcla de colesterol oxidado, células muertas, desechos y tejido inflamado. Por dentro la arteria suma un historial silencioso de cicatrices. Por fuera, sin embargo, el daño es casi imperceptible.

Si un día esa placa se rompe, por excesiva inflamación, por presión, por estrés, el cuerpo creerá que hay una lesión abierta que curar y formará un coágulo para detener el supuesto sangrado. Pero todo ha sido una información errada. No hay ninguna herida que taponar, lo que hay es una autopista bloqueada. Sin embargo, el coágulo está ahí, impide el flujo sanguíneo de la arteria coronaria y **así se produce el infarto**.

¿Lo notas? No es el coles *el que tapa la carretera, es el trombo, el coágulo.*

Y quiero hacer una precisión. La placa de ateroma no se forma en las calles de la autopista, no se acumula en el conducto arterial, aunque eso es lo que suele pensarse. La placa se forma dentro de ese tapiz tan fino que es el endotelio. No está por fuera de este. Para que sea más fácil de entender te pido que revises los siguientes gráficos. En ellos podrás ver la explicación errada y la correcta sobre la placa de ateroma (hablaré más sobre esta en el capítulo cinco).

LA PLACA DE ATEROMA NO SE VE ASÍ

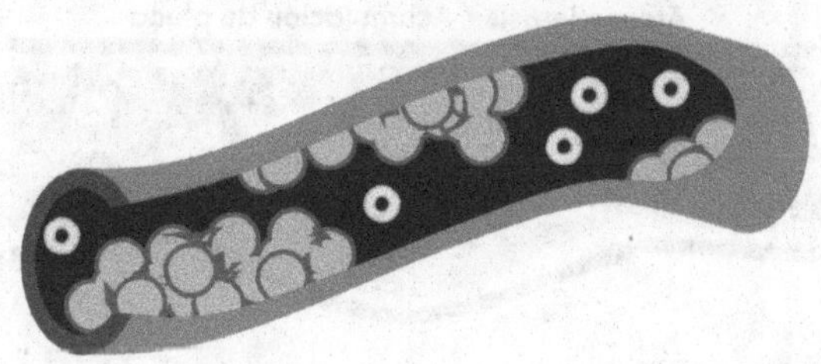

Gráfico incorrecto, la placa no se forma en la "autopista" arterial

LA PLACA DE ATEROMA SÍ SE VE ASÍ

VISTA FRONTAL CORRECTA DE LA PLACA DE ATEROMA (FORMADA DENTRO DEL ENDOTELIO)

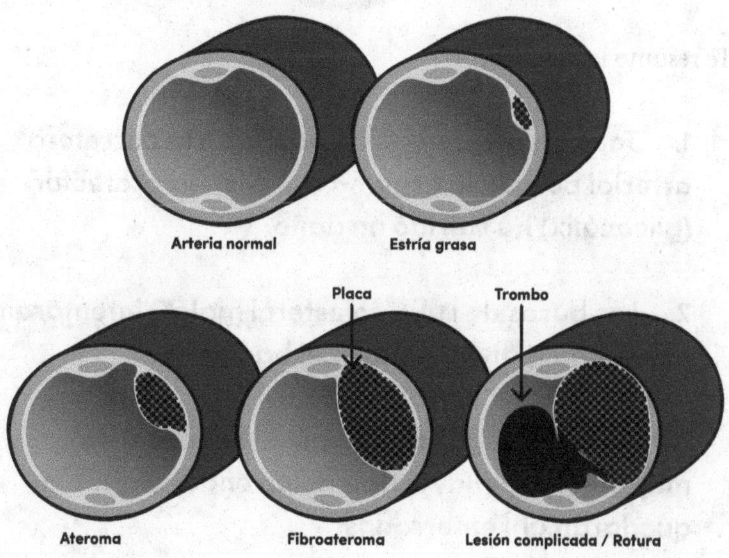

VISTA LATERAL CORRECTA DE LA PLACA DE ATEROMA (FORMADA DENTRO DEL ENDOTELIO) Y LA CREACIÓN DEL TROMBO

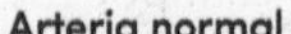

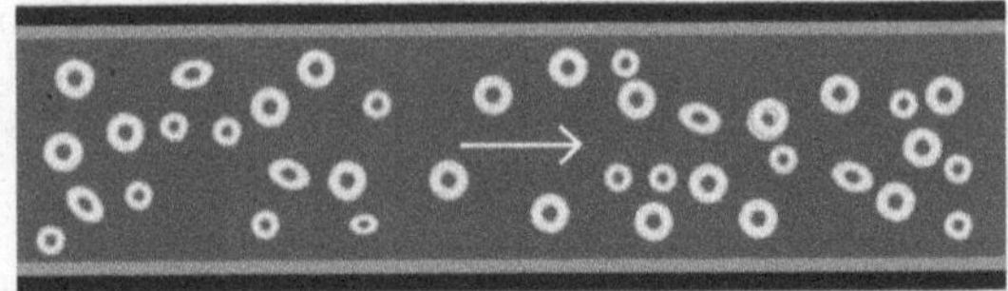

Aterosclerosis / Acumulación de placa

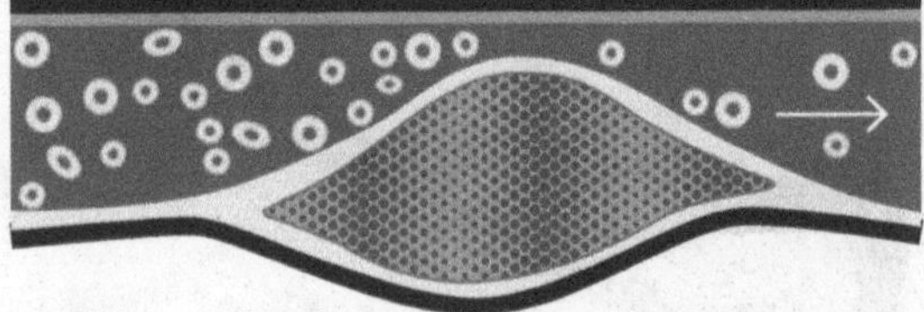

Aterosclerosis / Acumulación de placa con coágulos sanguíneos

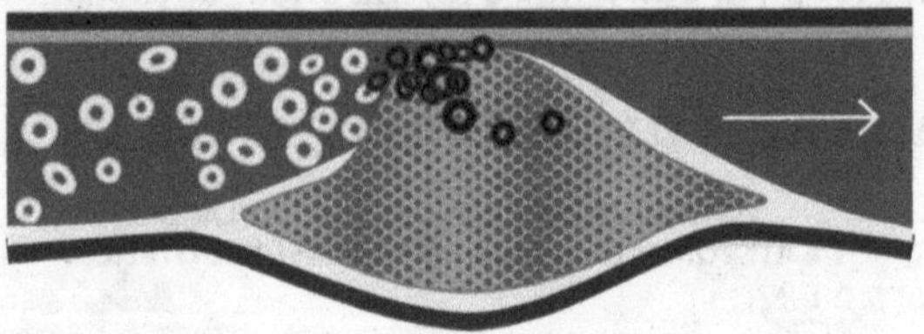

Te resumo lo anterior:

1. **Todo comienza con un bache en la carretera arterial porque la espuma o el césped protector (glicocálix) ha sufrido un daño.**

2. **Los buses de LDL ("colesterol malo") intentarán echar una mano y reparar el bache.**

3. **No lo conseguirán porque el terreno está muy afectado (hay inflamación endotelial). Y se quedarán ahí enterrados.**

4. El sistema inmune manda un escuadrón de macrófagos (bomberos) para que "devoren" las sustancias sospechosas y acaben con el problema. El primer escuadrón no lo consigue.

5. Llegarán otros escuadrones con hambrientos devoradores y tampoco triunfarán. Solo quedarán con una indigestión de grasa.

6. Los macrófagos se convertirán en células espumosas repletas de LDL oxidado.

7. Nuestro organismo, con su espíritu defensor, cubrirá la zona con una capa fibrosa que guarda en su interior colesterol oxidado, células muertas y desechos. Es la placa de ateroma.

8. Si esta placa se rompe (debido al estrés o a la inflamación), nuestro cuerpo, creyendo que se trata de una herida sangrante, creará un coágulo para detener el supuesto sangrado.

9. Ese taponamiento equivocado provocará el episodio cardiovascular.

g) El bus "pegajoso"

Nos faltaba el último personaje de esta trama vehicular. Es un transporte LDL al que ya había hecho referencia en el capítulo anterior; tiene un remolque especial que lo hace más pesado y propenso a enterrarse o adherirse en el césped: es el bus Lp(a). Ese vagón extra que carga es la muy estudiada apolipoproteína (a), o Apo(a); que tiene raíces hereditarias. Este bus especial dificulta que nuestro organismo pueda disolver los coágulos. Y si hay un atasco en la vía, lo empeora. Por eso, cuando tenemos niveles altos de Lp(a) debemos ser doblemente cuidadosos con nuestros hábitos y nuestras decisiones. Es importante disminuir el tráfico de buses con matrícula ApoB, a través de nuestros hábitos y decisiones, para que haya más calma metabólica.

¿Por qué nos infartamos?

En la primera década de este siglo se presentaron los resultados del estudio Interhearth, cuyo objetivo principal era revisar el estado de la salud cardiovascular en el planeta, e intentaba resolver la siguiente pregunta: **¿Por qué se infarta la gente?** Más de 27 000 personas de 52 países participaron en la investigación, cuyas conclusiones nos hicieron contemplar esta patología de otra manera. Lo primero que nos enseñó el estudio era que los eventos cardiovasculares no se podían explicar únicamente por las cifras que marcaban los exámenes médicos.

Más allá de los números del colesterol total, o del LDL o del HDL, que servían como indicios y señales, las causas reales de los infartos se hallaban en aquellos pacientes que tenían la presión alta, diabetes y obesidad abdominal, que fumaban, habían perdido la capacidad de adaptación al estrés, llevaban vidas sedentarias y, sobre todo, que presentaban un desequilibrio entre los buses transportadores de colesterol (los de la matrícula ApoB) y los de recogida y limpieza (ApoA-I). Es decir, en su interior, debido a hábitos muy pobres, había muchísimos vehículos repartidores y poquísimos recolectores. Por lo tanto, en sus autopistas se había acumulado mucha "basura".

—Bueno, doc, pero eso demuestra que la culpa sí es del LDL. Había mucha grasa repartida por e**LD**iab**L**o en esas personas.

—No. El problema era que había muchos buses, mucho tráfico, 100 pasajeros en demasiados vehículos, pero el "malo" no era el colesterol (la grasa). Lo "malo" era el sistema de transporte.

—¡Muchos conductores ApoB!

—Exacto. Y escasos conductores del servicio de limpieza.

—¿Toda esa gente tenía entonces daños en el glicocésped?

—Sin duda. En el próximo apartado te cuento cuáles son los principales enemigos de nuestra espuma interior.

¡Cuida tu autopista!

Después de todas estas páginas de pruebas y ciencia, habrás entendido que el colesterol no es ni el villano, ni el enemigo ni el asesino del tío del *tiktoker*; el colesterol es un obrero que nos construye desde adentro y que intenta reparar nuestras carreteras averiadas. Su sola presencia no es una amenaza; la amenaza es el bache en la vía que lo obligó a quedarse ahí. **El problema no es el *coles*, tampoco la lipoproteína que lo transporta (LDL); el problema es el terreno.**

Tu meta, entonces, *no* debe ser "bajar" el colesterol a toda costa. Lo que debes hacer cada día es cuidar la carretera: regar el césped, mantener la espuma, velar por el tapiz, reducir el tráfico y apagar el fuego interno. Si mimas tu glicocálix y tu endotelio, lograrás que tus arterias reverdezcan, y así la autopista de tu vida volverá a fluir. Los buenos hábitos (la alimentación sana, el ejercicio, respetar tu reloj biológico...) serán fundamentales en ese propósito. Te hablaré de todos ellos dentro de poco.

—Doc, lo que quieres es que me convierta en un triatleta y en un faquir, y eso está difícil.

—Lo que quiero es que vivas más, con mejor salud, seas más feliz y dejes de echarle la culpa de tus males al *coles*.

¿Cómo se daña el césped?

Fue en 1966, con la ayuda del microscopio electrónico, que el científico J. H. Luft describió por primera vez esa valiosa espuma, ese escudo microscópico casi invisible (de azúcares y proteínas) que hoy conocemos como glicocálix. Este césped alargado, suave, flexible, permite que esa gran variedad de partículas que viajan por el torrente sanguíneo siga su curso. Gracias a él, los glóbulos rojos avanzan sin tropiezos, las lipoproteínas no se detienen y los vasos se contraen y se distienden de manera armónica. Si esta barrera protectora se mantiene en forma, nuestra salud cardiovascular será envidiable.

Del lado contrario, si el glicocálix se adelgaza, se aplana, se oxida, el endotelio se queda desnudo y vulnerable. De esta forma empieza el daño vascular y crecen las posibilidades de *aterosclerosis*, que es distinta a la *arterioesclerosis*. Para que no las confundas te doy una simple definición.

Piensa en la manguera que utilizas para regar el jardín o limpiar la terraza. Cuando estaba nueva se sentía flexible y resistía sin mayores esfuerzos la presión del agua. Con el paso de los meses, después de dejarla ahí afuera, resistiendo el calor del sol, el viento, la lluvia, la manguera empieza a tornarse más rígida, tiesa y algo seca, como la rama desgastada un árbol. Esa es la *arterioesclerosis*: tus arterias, con el paso del tiempo se endurecen; la "manguera" pierde la capacidad de hidratarse y de contraerse, lo que conduce a la hipertensión arterial.

La *aterosclerosis*, en cambio, es la acumulación de esa placa de ateroma de la que hablamos hace poco, en tus autopistas arteriales. Y para que ella surja se deben juntar muchos factores inflamatorios. La aterosclerosis puede conducir a un infarto.

Pero volvamos al tema principal. ¿Qué causa el desgaste de nuestro césped biológico? ¿Cuáles son sus enemigos más peligrosos y habituales? Te lo cuento con pausa en este apartado.

1–La dulce traición: el exceso de azúcar

El consumo frecuente y mantenido de esta "dama blanca", en cualquiera de sus presentaciones: azúcar refinada, morena, miel, siropes, la fructosa de los jugos, néctares, panela, melaza, cebada de malta, pastelitos, tartas, donas, gaseosas… es una de las maneras más frecuentes de alterar la paz de nuestro hermoso césped. Nuestro organismo tiene que trabajar a toda máquina para tratar de controlar esa traicionera ingesta "dulce" que está recibiendo.

Cuando en la sangre hay demasiada glucosa y no puede ser gestionada por las células (porque desborda su capacidad), se produce una reacción particular: las moléculas de carbohidratos se unen de manera espontánea a las proteínas, en un proceso conocido como **glicación** que, para explicártelo de manera informal, es similar a lo que sucede cuando pones a dorar azúcar en una sartén caliente. El resultado de esta unión son partículas pegajosas que se adhieren al glicocálix, lo endurecen y, finalmente, lo rompen.

Imagina que viertes miel de abejas sobre una alfombra de tu casa. Al principio el líquido espeso brilla sobre el tapete, pero luego se cuela en su interior, se seca, se endurece y atrapa polvo sin descanso. Lo mismo le sucede a tu espuma protectora si tu consumo de azúcar es irresponsable y asiduo.

La presencia excesiva de glucosa en el organismo genera radicales libres, moléculas que, desatadas y en pandillas, producirán estrés oxidativo. Y no olvides que, ante estos atracones constantes de azúcar, una de las hormonas que más sufrirá el desgaste será la insulina ("la reina" de nuestro metabolismo), quien tendrá que salir a trabajar todo el tiempo con el ánimo de controlar la marejada azucarada. Esta intentará repartir, de la mejor manera posible, la glucosa entre las células, pero si ellas están repletas, la carga extra irá a parar al hígado, quien terminará produciendo más grasa (energía de reserva), que los buses VLDL llevarán a la carretera. Conoces el final de la historia porque te lo conté hace poco, pero, ¿cuál fue el inicio? Un consumo descuidado de azúcar, como el de Helena (te la presento).

PAN Y MERMELADA

Helena, una joven economista que acaba de comenzar su carrera profesional en una consultora internacional, cree que la manera más simple para soportar sus largas jornadas de 18 horas es a través de lo que ella denomina "la energía del azúcar". Por eso arranca el día con un gran jugo de naranja (que contiene la fructosa de cuatro naranjas), un café americano azucarado y un par de hojaldres rellenos de dulce de leche. Su almuerzo tiene muy pocas proteínas y suele ser un arroz mezclado con "algo". En la tarde, cuando las fuerzas empiezan a faltarle, recurre a galletitas de chocolate de paquete, algún *croissant* y, al llegar a casa, seguramente se comerá un sándwich de mantequilla y mermelada.

A raíz de sus hábitos alimentarios, el organismo de Helena vive "borracho" de dulce. Recibe recargas constantes de glucosa, así que todo el tiempo **su insulina sale a trabajar**. Ysiempre, aunque ella no las oiga, sus células están gritando, "H, detente ya, que no nos cabe tanta azúcar". **El hígado, paciente y resignado, hace lo suyo:** termina fabricando grasa porque no puede asimilar toda la energía que le llega. Cada día, "H" vierte agua hirviendo sobre su glicocálix, que acusa un desgaste monumental y en cualquier momento tendrá baches donde se atorarán las partículas de LDL.

Todo comenzó por la boca. Todo comenzó con el azúcar, que provocaba picos de glucosa, un desborde de insulina y agotaba al hígado.

2–El humo que reseca la gramilla: el tabaco

Dos de los enemigos que atacan con mayor agresividad al glicocálix son el cigarrillo y los vapeadores. Con cada inhalación se libera una mezcla de radicales libres, metales pesados y gases reactivos que destruyen su espumosa alfombra, así como el fuego de un fósforo calcina el papel periódico. Lo que ocurre, de manera literal, es un incendio químico en miniatura.

El humo no solo irrita los pulmones, pasa al torrente sanguíneo y ataca con crueldad al endotelio, que quedará expuesto y no podrá evitar que las partículas de colesterol se adhieran a él. La inflamación se ha "prendido". Y quiero ser muy claro: los vapeadores tampoco son una alternativa segura. Las sustancias que contienen generan ese mismo estrés oxidativo. El glicocálix no distingue si el humo es clásico y lo emana un cigarrillo, o es más *cool*, tiene mejor olor y proviene de un dispositivo electrónico: ambos lo erosionan. Rubén lo entendió tarde.

LEJOS DEL "VAPO"

Rubén estudiaba comunicación de la moda. Su sueño era convertirse en un estilista reconocido en el medio y trabajar para las grandes multinacionales de lujo. Era un chico dedicado y algo obsesivo. Su alimentación no era muy buena, aunque no se excedía tanto con el azúcar como Helena. Dormía poco. Su vida transcurría entre las clases de la escuela y las horas que trabajaba como practicante en un canal de televisión, donde se encargaba de vestir a las presentadoras de los noticieros. Rubén calmaba sus nervios, desde temprano en la mañana, dándole caladas a su cigarrillo. Luego, cuando sus amigos le dijeron que los vapeadores eran más "sanos" y olían bien, incluso en medio de la rumba, se pasó al "humo" electrónico.

Rubén era una chimenea ambulante en medio de un entorno de mucho estrés y velocidad. Su césped, poco a poco, se fue reduciendo a cenizas. Rubén tuvo un preinfarto en el canal donde hacía las prácticas. Después de un par de semanas de hospitalización y chequeos, ha entrado a un programa de cesación tabáquica y sabe que, con un poco de disciplina y cambio de hábitos, logrará que su glicocálix reverdezca.

El humo del tabaco y los vapeadores son las llamas iniciales del incendio que arrasa con el césped más preciado del cuerpo.

3–El viento incesante: la tensión alta

De acuerdo con las cifras recientes de la OMS, 1400 millones de adultos, de entre 30 y 79 años, sufren de hipertensión en el mundo. Esta es una de las principales causas de muertes prematuras y tiene un agravante: se calcula que al menos 600 millones de personas que presentan esta patología ignoran su estado. La hipertensión es como un viento que sopla con ímpetu cada día sobre los árboles de la pradera. Las hojas y las ramas de la mayoría de ellos serán capaces de tolerar las ráfagas durante un buen tiempo, pero, debido al roce incesante de los ventarrones, con el paso de los meses o los años caerán al suelo, vencidas.

Cuando se sufre de hipertensión, el corazón debe trabajar más para bombear sangre y la fuerza que esta ejerce contra las arterias es tan desgastante como aquel viento de la pradera. No hay césped ni tapiz que resistan ese embate diario. Cada golpe de presión generará una microlesión. El flujo sanguíneo se torna turbulento, el glicocálix se aplana y aparecen grietas microscópicas. El cuerpo intentará repararlas con la ayuda del colesterol, pero en ese entorno adverso perderá la batalla y quedará atascado en un bache de la autopista.

La hipertensión no controlada (que, como lo indican las cifras, es muy común) no tiene síntomas, pero cada día, sin avisar, erosiona el endotelio. Y su viento fuerte y constante, aplana y fisura el césped. Sus principales causas te sonarán muy conocidas: el tabaquismo, el exceso de alcohol, una mala alimentación, el sedentarismo, el sobrepeso; por supuesto, también puede haber factores hereditarios que aumentan el riesgo de sufrir de presión alta. Recuerdo el caso de la tía Bertha.

PUM-PUM-PUM

En aquel entonces, y espero que no se enoje por mencionar su edad, la entrañable Bertha tenía 62 años. Hasta ese momento había tenido una salud increíble, aunque para mí era todo un caso patológico, porque la tía no se cuidaba mucho. "Carlitos, yo tomo juguitos, como tortas y estoy regia. Carlitos, yo fumo por temporadas, pero no me afecta. Carlitos, tú presumes de ser un gran cocinero, pero a tus platos les falta sal", me decía la tía, mientras el tío Pepe me daba palmaditas en la espalda: "Paciencia, mijo".

En una semana de mucho estrés, porque a una de sus mejores amigas le habían descubierto un cáncer —hoy está en remisión—, me llamó y dijo: "No me siento yo, Carlitos". Tenía dolores de cabeza, algunos mareos, se le dificultaba respirar y sentía que el corazón le hacía "pum-pum-pum". Hicimos los chequeos básicos, su tensión estaba por las nubes y su perfil lipídico nos daba pistas de un comportamiento muy sospechoso de su colesterol. Su glicocálix sufría, sin duda.

Afortunadamente su cuerpo nos dio las señales claras y pudimos comenzar el trabajo de mejoría, que incluyó, al inicio, medicamentos, y, de manera permanente, dejar el cigarrillo, caminar a diario, alimentarse mejor, sin sobredosis de sal —esta es importantísima en el organismo, pero en su medida apropiada porque el exceso de sodio puede ser retenido por el glicocálix y esto hace que no se produzca óxido nítrico, que es necesario para la vasodilatación de las arterias; si no lo producimos, entonces comienza la hipertensión— ni de juguitos ni tortitas, una mejor gestión del estrés… Al cabo de varios meses la tía Bertha y su césped estaban mucho mejor. No creo que haya sido casual; semanas después lancé mi primer libro, *El milagro metabólico*, que ella atesora y regala sin descanso; en ese texto se hizo famosa.

La tensión alta suele ser una amenaza silenciosa y una de las grandes torturadoras del glicocálix. Si tienes los síntomas de la tía, revísalos con tu especialista. Y si no tienes síntoma alguno pero tus rutinas no son muy sanas, por favor, hazte los chequeos pertinentes. Siempre será mejor prevenir.

4–El cuerpo extraviado: el estrés oxidativo

El oxígeno es indispensable para vivir. Está presente en cada proceso metabólico. Si has olvidado qué es el **metabolismo**, te lo recuerdo: es la capacidad que tienen nuestras células para usar de la manera indicada el *oxígeno* y el alimento que recibimos con el fin de producir energía. Sin embargo, ese preciado oxígeno puede ser peligroso si el organismo lo utiliza mal.

En los procesos metabólicos más simples y ordinarios (respirar, digerir, correr) se liberan unas minúsculas partículas llamadas **radicales libres**, que son como las chispas que emana nuestro motor por el hecho de estar vivos. En un cuerpo donde hay un equilibrio entre estas moléculas y los antioxidantes (los extintores que calman el fuego), las chispas serán controladas. En un cuerpo desequilibrado por los malos hábitos y un estilo de vida errado, los radicales libres actuarán como violentos pandilleros que atacarán nuestras membranas celulares, les robarán electrones a las células endoteliales y causarán erosión en el glicocálix. Ese es el estrés oxidativo, y no se produce tan solo por el azúcar, o el humo recibido por el tabaco o los vapeadores, aparece por llevar una vida similar a la de Marco Antonio.

RUTINA ESTRESADA

Siempre ha sido un perfeccionista. Desde pequeño su padre le decía que "solo los que trabajan más, sin pausa ni descanso, dominan el mundo". Marco Antonio fue el bachiller ejemplar de su colegio, obtuvo la matrícula de honor en la universidad y pocos días después de graduarse de ingeniero electrónico entró a una conocida multinacional del ramo, donde hoy, 12 años después, es uno de los directores principales.

Comienza a responder correos electrónicos a las 5:00 de la mañana, llega a su oficina a las 7:00, desayuna una dona con un café, y antes del mediodía se toma varios americanos más. Almuerza en 15 minutos, hamburguesas o pollo frito con gaseosa, de alguna cadena de comida chatarra. En la tarde toma mucho más café. Regresa hacia las 9:00 de la noche a su casa, donde cena alguna "delicia" congelada que mete al microondas. Revisa en su computador las tareas para el día siguiente y se duerme con el celular sobre el pecho, después de darle un repaso a sus redes sociales. En los últimos meses ha estado muy angustiado e incluso en sus momentos más apacibles (los pocos que tiene), siente un miedo que no sabe explicar. A veces, además, se levanta a las 3:00 de la mañana y se queda en la cama, leyendo las noticias en el móvil y esperando a que suene la alarma dos horas después. Marco Antonio está al borde de una crisis física y mental.

Su cuerpo está agotado. La comida barata desordena su metabolismo. La exposición prolongada a la luz azul de las pantallas ha diezmado su melatonina, la hormona del sueño, y por eso no puede dormir. No ha respetado su ciclo circadiano (el reloj biológico), y su organismo está desorientado. Su hígado no tiene tiempo suficiente para las labores de "desintoxicación". Su sistema nervioso autonómico ha perdido el equilibrio y envía al cortisol, la hormona del estrés, a trabajar turnos extendidos. Marco Antonio cree que con los litros de café que bebe recobrará la energía, pero solo está consiguiendo que su adrenalina se active sin parar y esto lo tiene al borde de un ataque de pánico, aunque él no lo sepa.

El estrés oxidativo se va acumulando en el cuerpo por una sumatoria de elecciones desacertadas, y una de las principales es la falta de reposo. Sin sueño no habrá reparación celular.

Ahora te pregunto, con todo lo explicado anteriormente, ¿cuál crees que es el estado del glicocálix y del endotelio de Marco Antonio?

—Estado lamentable, doc. Césped roto. Tapiz herido.

—Muy seguramente. Esa rutina que implementó endurece los vasos sanguíneos, sube la tensión y seca el glicocálix.

—Marco se "oxidó", doc.

—Es una interesante manera de explicarlo.

—Lo que me ha dejado pensativo y aterrorizado, doc, es que las historias que has contado, la de él, las de Helena, Rubén y la tía, tienen similitudes con la mía, o con la de personas muy cercanas. ¿Nos estamos oxidando? ¿El infarto está cerca? ¡Qué susto!

—Primero, aleja el miedo. Recuerda que cada caso es distinto y particular. Qué bueno que hayas empezado a reflexionar sobre tu manera de vivir. Quiero que sepas que, en todas las historias, la tuya, la de Helena, la de Marco, habrá un final feliz si todos se hacen responsables, con mucha conciencia y afecto, de sus hábitos, sus decisiones y sus elecciones. Siempre podemos cambiar y mejorar, por el bien de nuestra espuma de mar interior.

5–El fuego eterno: la inflamación crónica

Y hemos llegado al que suelo denominar "el incendio que nunca se apaga". Nuestro organismo tiene muchas sabias respuestas ante las amenazas que enfrenta de manera habitual. Una de ellas es la inflamación, un mecanismo que entra en juego cuando, por ejemplo, te caíste en la calle y te raspaste la rodilla izquierda. En ese instante, la zona del tejido afectado envía un mensaje al sistema inmune para pedirle que haga una revisión del perímetro, ayude a evitar una infección y vele por su recuperación. En este caso hay una **inflamación aguda**, una respuesta fisiológica de gran ayuda y, en cuanto sane la herida, se esfumará. Es un fuego pequeño, necesario, localizado, controlado por los bomberos.

La **inflamación crónica** es otra cosa, y la podemos notar en todos los casos que describí anteriormente. Si revisas las historias, cada uno de nuestros personajes, por cuenta de sus malos hábitos y elecciones (mucha azúcar, mucho humo, mucho estrés, una vida descuidada durante décadas), se encargó, día a día, de enfermar y cansar su biología. Prendían fuegos pequeños, pero constantes. El calor insoportable de esas fogatas mantenidas en el tiempo propicia que el glicocálix se agriete, que el endotelio se convierta en ese terreno pegajoso donde los buses LDL, con sus pasajeros de colesterol, terminen atrapados sin posibilidad de salir.

Esos pequeños fuegos, que luego se convertirán en el incendio permanente, pueden provenir de una encía inflamada, de un intestino irritado, del exceso de grasa abdominal, la falta de sueño, el estrés continuo, una infección que no cesa, la mala alimentación. En ese estado, el césped jamás se reparará, el tapiz no tendrá descanso y el sistema inmune mantendrá siempre abiertas las compuertas de las arterias.

La inflamación crónica no destruye de golpe, se cocina a fuego bajo, crece en silencio, desgasta nuestras autopistas hasta convertirlas en zona de desastre. ¿Cómo podemos alejarla? ¿Cómo logramos apagar ese incendio? Con buenos hábitos alimentarios, corporales y emocionales que permitan la recuperación de nuestros dos escudos protectores principales, el glicocálix y el endotelio.

TRIGLICÉRIDOS ALTOS Y SÍNDROME METABÓLICO

Escucho esta pregunta casi a diario en mi consultorio: "Doctor, mi colesterol total está en niveles normales, pero los triglicéridos están elevados. ¿Habrá algún error en el examen? ¿Esto solo me pasa a mí? ¿Mi corazón va a estallar?". La respuesta a las tres preguntas es un rotundo *no*, y les explico a mis pacientes, como lo hice contigo, que el corazón no "estalla". Pero les digo, de inmediato, que la prueba sí nos está dando una información muy importante que debemos revisar cuanto antes.

Déjame llevar este análisis al terreno automotriz, que me ha servido mucho en este libro —en el que hablamos de buses, carreteras y atascos—, para hacer una nueva analogía. Esa medición de triglicéridos altos es como si se encendiera una luz amarilla en el tablero de control de tu automóvil. La señal indica que el sistema presenta una falla que debemos revisar. No es una alarma de emergencia, el motor no agoniza; solo hay que ir al taller y pedir una revisión general.

Te he dicho que no soy amigo de las generalizaciones porque cada paciente tiene una historia propia y diferente, pero, después de haber atendido centenares de casos similares, he notado que esa lucecita amarilla casi siempre es el resultado de la mezcla de tres protagonistas conocidos: insulina elevada, hígado cansado e inflamación crónica.

a) Demasiada energía

El combustible que permite que tu motor biológico no se detenga proviene de los alimentos que llevas a tu mesa. Cada bocado será interpretado por tu cuerpo como una materia prima que puede convertirse en "gasolina". Tu sistema digestivo no va a preguntar si lo que debe procesar proviene de la carne de una res alimentada con prados de monocultivo o de un paquete de papitas fritas que ni siquiera contiene papas. El cuerpo intentará sacarle provecho a cada comestible. Para eso fue instruido, para ayudarte a sobrevivir, para guardar gasolina, para no desperdiciar. Por supuesto, si eliges comida de verdad y la consumes de la manera debida, todos tus órganos estarán alegres.

En el largo camino que recorre el alimento en nuestro tracto digestivo, la insulina segregada por el páncreas es la reina que se encarga de tomar la glucosa (la energía) de esa materia prima para llevarla a las células. Este proceso se repite cada vez que comes, así que si lo haces sin medida o de manera constante durante toda la jornada, tu insulina siempre estará activa (y a punto de demandarte por explotación laboral).

Se supone que esta energía que llega a tus células está ahí para que la uses al respirar, al caminar, al correr, al saltar, al pensar, al escribir, al hablar, al levantar peso, al cantar, al leer... Si no dispones de ella, tu cuerpo, especialista en ahorrar para después, la guardará. **Y su manera de almacenar este combustible extra es en forma de triglicéridos.**

b) Nada sobra, el hígado graso

Si te das un festín diario de azúcar y carbohidratos, y además perteneces a la logia de "déjame quietito en mi sillón", imagina lo que puede estar pasando con tu insulina. Labora sin pausa, reparte energía y en algún instante las células le gritarán que están llenas de gasolina y que algo habrá que hacer con la que sobra. Y esa palabra no la soporta el organismo: "Aquí nada sobra —replicará molesto—. ¡Guardémosla en el depósito principal!".

De esta forma llega la energía sobrante al hígado que, como sabes bien, la va a empacar en forma de *triglis* y la mandará a viajar en buses VLDL (lipoproteínas de muy baja densidad), que comenzarán a crear un tráfico poco amistoso en las carreteras arteriales. Si este proceso se repite sin cesar, el depósito principal se llenará con sus propios lípidos y **este es el inicio del hígado graso**, que no se produjo por una sobredosis de chicharrón.

Años atrás esta patología se asociaba de inmediato con personas que bebían alcohol en exceso, y sí, esa es una de las causas del hígado graso; sin embargo, hoy veo muchas y muchos pacientes (de todas las edades) con esta alteración debido, principalmente, al altísimo consumo de carbohidratos y al bajísimo tiempo dedicado al ejercicio. No son bebedores extremos, algunos ni toman.

El hígado graso no duele, pero es un órgano que ha perdido su ritmo y su función. Fabrica más grasa de la que consume, altera la labor de la insulina y se convierte en la base de las enfermedades del síndrome metabólico (dediqué todo un libro a este asunto, haré un brevísimo recuento dentro de algunas líneas).

c) Por favor, abran la puerta

Te hablaba de la labor de la insulina, la monarca del metabolismo. En sus rangos adecuados será infalible para tocar la puerta de las células y entregarles su carga de glucosa. Ellas estarán encantadas de recibir su gasolina. No sucederá lo mismo en un escenario como el que describí antes: si la insulina está todo el tiempo repartiendo energía, debido a una dieta recargada de azúcares o a demasiados momentos de ingesta, las células cerrarán sus portones: "Gracias, vuelve mañana; ahora no tengo espacio para guardar más glucosa", le dirán. El organismo, que está acostumbrado a insistir, pensará que la mejor opción para que las células vuelvan a abrir sus portones será crear más insulina. Una solución que se convierte en un enorme problema.

A mayor insulina, mayor almacenamiento de grasa.

Si hay más grasa, habrá más inflamación.

Si hay más inflamación, el cuerpo pierde la sensibilidad a la insulina.

Así comienzan a elevarse los triglicéridos.

De nuevo, ¿fue el chicharrón? No, fue la grasa que se fabricó dentro del organismo tratando de gestionar la plétora energética.

En síntesis, la velocidad con la que se crean los triglicéridos supera la rapidez del cuerpo para usarlos.

d) El triángulo del peligro

Cuando el ciclo anterior se repite durante años aparecen las cada vez más frecuentes enfermedades del síndrome metabólico, que aumentan el riesgo de padecer diabetes tipo 2 (generada por los malos hábitos) o eventos cerebrocardiovasculares. Este es el punto donde colisionan tres escenarios desfavorables y forman el triángulo del peligro.

1-La obesidad abdominal: esa grasita que se va acumulando en tu panza no es inerte, no es un adorno o un recordatorio de las maratones de cerveza. Produce hormonas inflamatorias y comienza a bloquear la acción de la insulina.

2-La resistencia a la insulina: la acabamos de describir: las células ya no quieren abrir sus puertas para guardar glucosa, el cuerpo guarda más grasa y el hígado fabrica más triglicéridos.

3-El colesterol alterado: se presenta una elevación en los *triglis*, hay un descenso en los niveles de HDL (los buses que limpian) y se acumulan partículas de LDL más pequeñas y pegajosas en las arterias.

En este triángulo, los tres actores se retroalimentan y aumentan el riesgo de enfermedad cardiovascular.

e) El espejo no lo muestra

Recuerdo el caso de José Luis, un dedicado administrador de empresas de 42 años que llegó a mi consultorio preocupado por la elevación de sus triglicéridos, que marcaban 280 mg/dl. No entendía la razón de aquella cifra: "Doctor, yo no como grasas, ni siquiera un huevo frito, así que esta medición me tiene muy alterado", me contó con su mirada perdida. Y comencé a explicarle todo eso que has leído hasta aquí. Al repasar sus comidas notamos que su fuente principal de gasolina eran los ultraprocesados, las harinas blancas y decenas de productos azucarados.

Y empezamos el ejercicio de preguntas y respuestas. ¿Comes vegetales? "No, doc, no soy un conejo. El brócoli es para los perdedores". ¿Proteínas? "La carne y el huevo son pura grasa, como un poquito de pollo, y pan, doc; con jamón y queso *light*". ¿Cuántas horas duermes? "Cuatro o cinco; seis los fines de semana". ¿Te sientes estresado? "¡Desde que nací! ¡Pero eso no me detiene!". ¿Cuál es tu gran aspiración en la vida? "Ser cada vez más productivo". ¿Cómo está tu pareja? "No tengo, el amor quita tiempo. ¡Tinder, de vez en cuando!".

En los chequeos notamos que tenía la "reina" elevada, el hígado graso (aunque José Luis tomaba muy poco) y que su cintura había crecido más de cinco centímetros en el último año. "Doctor, esto es pura mala suerte". Le respondí que no, que por suerte nos habíamos encontrado para comenzar a hacer un cambio urgente en su manera de vivir. "¿Un cambio? Pero si cuando me miro al espejo, aunque noto una barriguita que ha crecido, también veo a un hombre normal, capaz, con sueños".

Lo que me dijo José Luis me lo han repetido muchos otros pacientes. Y tienen razón, ante el espejo no se detectan grandísimas transformaciones. Sin embargo, el triángulo del peligro (obesidad, *coles* e insulina alterados), fruto de un metabolismo cansado, crece sin aviso y de forma casi imperceptible, al interior del organismo. Todas esas malas elecciones no las refleja el espejo, pero se reflejan en el deterioro arterial.

Nos tomó varios meses, pero pudimos recobrar el equilibrio en el organismo de José Luis (mejor comida, ejercicio, descanso, terapia... te hablaré de todas estas soluciones en un capítulo cercano), quien suele repetir que "aprendí que si me cuido puedo también cuidar a los demás". Muchas mañanas madruga a nadar, le ha puesto un límite a sus horarios de trabajo y se ha enamorado. Sus *triglis*, el *coles*, la insulina, ¡regios! Al triángulo del peligro lo modificamos usando el círculo de la salud.

No quiero cambiar de capítulo sin recordarte que:

Los triglicéridos altos no son el resultado de una ingesta desaforada de grasa; son la señal de que en tu cuerpo hay mucha energía que no usas.

Las enfermedades del síndrome metabólico no aparecen de golpe, se cocinan lentamente con mucha azúcar, mala gestión del estrés, pocas horas de descanso y demasiado tiempo de pasividad en el sillón.

La resistencia a la insulina es el centro de este huracán. Cuando la corregimos, todo empieza a mejorar: tu hígado recobra sus funciones, tú bajas de peso, el colesterol viaja en la cantidad de buses indicados, te sientes con más energía y mucha claridad mental.

CAPÍTULO 4

Más allá del colesterol

Una mala partitura

Al llegar hasta aquí, después de leer todas las explicaciones que te he dado, confío en que tu percepción sobre el colesterol sea muy distinta a la que tenías cuando comenzamos el libro. Te he dado pruebas de que no es un "villano", ni una "grasa peligrosa", ni el asesino del tío del *tiktoker*. Lo presenté como un lípido viajero, destaqué sus cualidades como obrero de construcción —sabe poner muy bien los ladrillos— y describí sus aportes para el organismo.

Ahora añadiré otra fascinante labor: el *coles* es un mensajero de primera línea y contribuye con la comunicación interna del cuerpo. Su deficiencia provoca que los mensajes no lleguen a los órganos o sistemas requeridos o, peor aún, que sean malentendidos. Ese es el riesgo que se corre cuando se intenta bajar el colesterol a través de una dieta extrema, o cuando después de un diagnóstico apresurado, basado tan solo en las cifras de un examen, se recetan fármacos innecesarios para lograr el mismo fin: un descenso forzoso del *coles*. Con estas decisiones lo único que conseguimos es interrumpir el flujo y la claridad de centenares de conversaciones corporales vitales.

Te propuse, páginas atrás, que imaginaras tu cuerpo como una gran orquesta. Cada instrumento representa un órgano. El violonchelo es el corazón, el bajo es el hígado, el trombón es el pulmón (crea la analogía que prefieras). Para que todos toquen la misma melodía de una manera armónica, se requiere de una partitura y de un director con talento. En este caso, la partitura la componen las hormonas, las mensajeras químicas de nuestra biología, y el director es el colesterol, que es esencial en la creación de las hormonas esteroideas: los estrógenos, la testosterona, el cortisol, y también es fundamental (como ya lo vimos) para que, con la ayuda del sol, podamos activar nuestra vitamina D.

Cuando el director está en sus niveles adecuados, concentrado y listo, llevará lo mejor de su inspiración a la partitura y conseguirá que cada intérprete toque su instrumento con maestría para lograr una armonía sonora que recibirá los aplausos del público. Si el director, en cambio, está "bajo de nivel", hará que el ritmo y la melodía de la partitura se perciban fríos y monótonos, y no motiven a los intérpretes a dar lo mejor de sí, y la orquesta sonará desafinada y perdida.

Si el colesterol (el director) está bajo, no podrá aportar a la síntesis de las hormonas (la partitura) y, sin ellas, sin su mensaje claro, los órganos (los instrumentos) no podrán entenderse con los sistemas del cuerpo. En esa orquesta nadie sabría bien a qué *tempo* tocar ni cuándo son sus entradas en la melodía.

Los protectores invisibles, los estrógenos

Aunque estas hormonas también están presentes en los hombres, es en las mujeres donde más se aprecia su trabajo. Los estrógenos se producen en los ovarios, las glándulas suprarrenales (ubicadas en la parte superior de los riñones) y en el tejido adiposo. Sus tres tipos principales son la estrona, o E1, que es el estrógeno que producirá el organismo cuando ha llegado la menopausia; el estradiol, o E2, que es la forma de la que más se habla y está presente durante la etapa reproductiva, y el estriol, o E3, que es el que se genera durante el embarazo. Y vale la pena pensarlo así: esta hormona que colabora con la producción de una nueva vida no existiría sin el *coles*.

Los niveles de estrógenos se elevan durante la pubertad y son los que permiten el crecimiento de los senos y de las curvas femeninas, marcan los ciclos menstruales y son fundamentales para la fertilidad (están en su máximo pico antes de la ovulación). Contribuyen también en la regulación de los niveles de azúcar en sangre, favorecen la circulación y la creación de masa muscular, protegen las arterias y la densidad ósea, regulan la grasa del cuerpo, ayudan en la producción de colágeno, a mantener el equilibrio metabólico y la función cerebral; tus neuronas sienten un gran cariño por los estrógenos.

La actividad de estos últimos comenzará a decrecer a partir de la perimenopausia, el momento anterior a la menopausia. Las mujeres menopaúsicas suelen presentar un aumento en los niveles de colesterol, en su grasa abdominal y en el riesgo de sufrir un evento cardiovascular, una serie de factores que no dejan de parecerme irónicos, porque, como lo leíste dos párrafos atrás, para producir estrógenos su cuerpo requiere *coles*. Esta es otra historia que se repite.

Ana tiene 52 años, es profesora de Filosofía de una conocida universidad y llega a mi consultorio muy confundida. Me cuenta que sus niveles de colesterol siempre habían sido estables, me jura que jamás ha llevado una "vida loca", pero que su especialista, al notar un incremento en sus mediciones habituales, por protección le recetó estatinas. El *coles* de Ana, efectivamente, bajó hasta 130 mg/dl. Y ese resultado numérico que debía ser un motivo de celebración, no concuerda con su estado actual. "Doc, me siento sin energía, se me cae el pelo, mi piel está reseca y mi deseo sexual se ha ido casi por completo. ¿Por qué estoy así, si logré mi objetivo de bajar el colesterol?".

Esa, precisamente, es la causa de todo. La historia clínica de Ana no puede analizarse tan solo con un resultado de laboratorio. Que tenga el *coles* en 130, un rango considerado positivo, en su caso particular, no significa mejoría. Su organismo está pidiendo ayuda a gritos porque no tiene suficiente materia prima para fabricar esas hormonas que ella, debido a su edad, no puede fabricar. Así que el colesterol no era el enemigo de Ana, era el material de construcción que requería y que, sin querer, había demolido. Un diagnóstico basado en un número olvidó tener en cuenta muchos otros factores.

Impulso vital, la testosterona

Esta mensajera química esteroidea suele ser llamada "la hormona del *macho man*", una etiqueta reduccionista, porque la testosterona se encuentra tanto en hombres como en mujeres. Es cierto que su influencia en la biología masculina es mayor, pero no hay que olvidar que también forma parte de la femenina. El centro principal de la producción de la testosterona son los testículos, pero también se genera en los ovarios en cantidades pequeñas.

—Doc, ¿esos "esteroides", son los mismos que usan los Schwarzenegger del barrio para mantener sus músculos cada vez que van al gimnasio?

—No. Esos son esteroides anabólicos.

—Pero mi vecino, que es el típico *gym bro*, me dijo que los anabólicos son pura testosterona.

—Es testosterona producida sintéticamente. Testosterona de laboratorio.

—¿Pero está creada a partir del colesterol?

—La que estoy describiendo sí proviene del *coles* de forma natural. No olvides que el colesterol es precursor de muchas hormonas esteroideas, comunicadoras orgánicas; no son esteroides anabólicos de *gym bro*. Te pondré un gráfico con muchas de ellas, más adelante.

Gracias a *esta* testosterona los chicos, al llegar a la pubertad, ven que su altura aumenta, el vello comienza a crecer en todas las zonas de su cuerpo y su voz se torna más ronca. La testosterona tiene funciones de mucho valor: ayuda a la creación y al fortalecimiento de la masa muscular y de los glóbulos rojos, es una protectora del metabolismo, mejora la sensibilidad a la insulina, la recuperación de los tejidos, la densidad de tus huesos y el estado de ánimo. Es la hormona del impulso vital, la que mantiene tu deseo, no solo el sexual: el deseo de moverte, de seguir, de inventar, de vivir. Y, lo sabes, se sintetiza a partir del colesterol.

Esta vez te hablaré del caso de Junior, un joven deportista de 38 años, que llegó a mi consulta porque, a pesar de no beber, no fumar, no parrandear hasta altas horas de la noche, se sentía hecho polvo. Su energía estaba en mínimos. "Doc, me canso hasta respirando y no comprendo por qué —dijo. Me mostró su perfil lipídico, el *coles* estaba en 120—. Esa es la prueba máxima, mi colesterol está perfecto; seguro tengo una enfermedad rarísima", repetía.

Y no era cierto. Revisamos sus rutinas y descubrimos que, primero, en su empeño por mejorar su rendimiento atlético estaba sobreentrenando. Y no dormía las horas necesarias (solo cinco, cuando podía) porque las noches las dedicaba a terminar una maestría *online* en negocios. Ni sus músculos ni su cerebro tenían tiempo para recuperarse. No había descanso, pero al otro día sí había más exigencia. Su organismo estaba en un estado de estrés agudo.

Otra vez, los números indicaban "buena salud, todo bien", mientras la realidad del paciente gritaba: "me rompo por dentro". Junior no tenía suficiente reserva de colesterol para crear testosterona y esta cayó en picada. Y en medio de esa rutina de desgaste, el cuerpo decidió prestarle más atención a la creación de cortisol, que también se nutre de *coles*.

La calma (y el engaño) del cortisol

En esta "sociedad del cansancio", como la ha definido el filósofo coreano Byung-Chul Han, la hormona que suma el mayor número de titulares, estudios, menciones, pódcasts y videos, seguramente es el cortisol. Su nombre se ha colado en las conversaciones domésticas, las charlas de café y no solo se pronuncia a puerta cerrada en las sesiones psicológicas o psiquiátricas. "La hormona del estrés", le dicen. **La hormona que nos permite responder ante el estrés**, agregaría yo.

Ahí está esa palabra de nuevo, *estrés*. La habrás leído en la mayoría de las historias que he utilizado como ejemplo en estas páginas; al tema le dediqué mi libro anterior, *Antiestrés* (2024). Un poco de estrés nos ayuda a tomar decisiones y a lograr nuestros objetivos. Pero, en su estado desbordado, solo nos provoca un hueco interno. Y es cierto, el cortisol nos ayudará a calmarlo. El *corti* se produce en las glándulas suprarrenales y, como sucede con los estrógenos y la testosterona, el colesterol es uno de sus precursores. Las tres son hormonas esteroideas, primas hermanas, entre las que debe haber un equilibrio.

Cuando vivimos un episodio que nos genera miedo y angustia —un robo, un accidente, una pelea callejera, el ataque de un tigre dientes de sable—, nuestro sistema nervioso autonómico enviará una alerta roja al organismo que dice: "pelea como un samurái o escapa como una rápida gacela". Es el conocido sistema de defensa o huida (*fight or flight*), que se genera en el eje hipotálamo-hipófisis-adrenal. Todo comienza al interior del cerebro:

1. **El hipotálamo le dice a la hipófisis, que está ubicada debajo de él: "Creo que estamos en peligro".**

2. **La hipófisis recoge la señal y la envía a las glándulas suprarrenales: "Amigas, entren en acción".**

3. Las suprarrenales activarán la adrenalina, la responsable de que prendamos el turbo para huir, y el cortisol saldrá a tratar de calmar todo el desorden provocado. Muchas veces he llamado "bombero" al cortisol, porque apaga el fuego que enciende la primera.

4. El cortisol nos ayuda a recobrar la calma.

En casos como el anterior, sentimos amor profundo por el sistema de defensa o huida, que nos salvó la vida. Sin embargo, este mecanismo también se encenderá, sin razones aparentes, cuando tu organismo ha perdido la capacidad de adaptación al estrés, por cuenta de la sobredosis de trabajo, la comida que *no* es comida, la falta de sueño, la exposición continua a las pantallas, tus creencias limitantes, tus interpretaciones de la vida, el sedentarismo… Y así llegan los episodios de ansiedad y los ataques de pánico. Sientes que te persigue aquel dientes de sable, aunque estés tranquila, en el comedor de tu casa, cenando con tu familia. El eje hipotálamo-hipófisis-adrenal envía esa señal falsa, que se siente muy real.

Si tu organismo está todo el tiempo intentando escapar, el cortisol nunca tendrá paz. Y esta es una hormona que adora sus rutinas. Que se levanta muy feliz y se activa cuando llega la mañana, que tendrá pequeñas subidas y bajadas a medida que avanza la jornada, y que querrá irse a la cama contigo cuando llegue la noche. Cuando no le concedes estos horarios, el *corti* dejará de ser un buen amigo. Si está elevado todo el día te vas a enterar.

El cuerpo, dependiendo de la etapa que estés atravesando, intentará tomar las mejores decisiones con los recursos que posee. En el contexto anterior, ¿qué crees que haría? Piénsalo bien. El organismo tiene esas hormonas esteroideas, los estrógenos, la testosterona y el cortisol, cuya producción depende del colesterol. Cada una cumple una labor importantísima, pero, en medio del estrés permanente, ¿a cuál privilegiaría el organismo?

—Al cortisol, doc; el cortisol es la calma.

—¿Y qué pasaría con las hormonas de la fertilidad, la armonía, el impulso vital?

—En ese contexto, para el cuerpo no serían prioritarias.

—Exacto. Habría menos estrógenos, menos testosterona. Se pierde el equilibrio.

—Muchas funciones del cuerpo se verían afectadas, ¿no?

—Es cierto. Y también sufrirían nuestras autopistas internas.

Cada vez recibo más pacientes con esas condiciones. Tienen el colesterol bajito y se sienten orgullosos de ese "número" (120, 130). De otro lado, lucen tan agotados, tan irritables, tan extraviados. Su metabolismo trabaja con lentitud. El colesterol le da lo mejor de sí al cortisol para que asuma esos turnos de médico en sala de emergencias. En ese estado, el *coles* bajo no es un motivo de alegría, solo una señal de que algo no está bien, de que al organismo le falta materia prima para recobrar su equilibrio.

Lo prometido es deuda. En el gráfico de la página siguiente puedes apreciar todas esas hormonas que nacen a partir del colesterol.

⟶

Vitamina D, el sol no es suficiente

Lo había mencionado al inicio del texto: los rayos del sol permiten que en nuestro cuerpo suceda otro de sus increíbles actos de alquimia biológica. Cuando estos entran en contacto con nuestra piel, durante un período superior a los diez minutos, consiguen que el 7-deshidrocolesterol, alojado en los estratos basal y espinoso de la epidermis (la capa más externa de la piel), se transforme en previtamina D3, para luego convertirse en vitamina D3.

Esta cumple varias labores esenciales en el organismo, ayuda en la absorción del calcio y el fósforo, y es una gran aliada del sistema

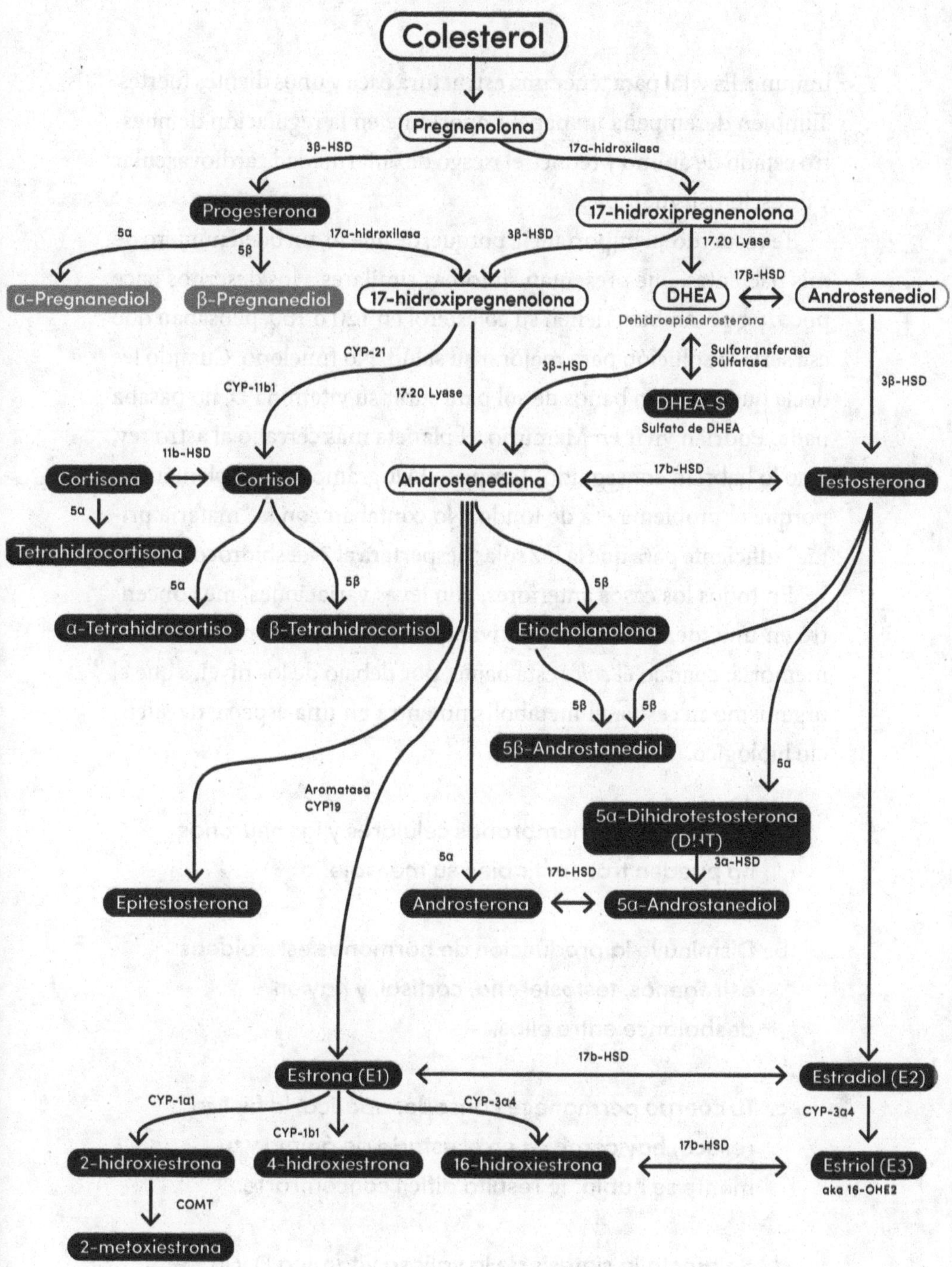
Colesterol
Pregnenolona
3β-HSD
17α-hidroxilasa
Progesterona
17-hidroxipregnenolona
5α
5β
17α-hidroxilasa
3β-HSD
17.20 Lyase
α-Pregnanediol
β-Pregnanediol
17-hidroxipregnenolona
DHEA
Dehidroepiandrosterona
17β-HSD
Androstenediol
CYP-21
CYP-11b1
3β-HSD
17.20 Lyase
Sulfotransferasa
Sulfatasa
DHEA-S
Sulfato de DHEA
3β-HSD
11b-HSD
Cortisona
Cortisol
Androstenediona
17b-HSD
Testosterona
5α
Tetrahidrocortisona
5α
5β
5β
α-Tetrahidrocortiso
β-Tetrahidrocortisol
Etiocholanolona
5β
5β
5β-Androstanediol
5α
Aromatasa
CYP19
5α-Dihidrotestosterona
(DHT)
5α
17b-HSD
3α-HSD
Epitestosterona
Androsterona
5α-Androstanediol
17b-HSD
Estrona (E1)
Estradiol (E2)
CYP-1a1
CYP-3a4
CYP-3a4
CYP-1b1
17b-HSD
2-hidroxiestrona
4-hidroxiestrona
16-hidroxiestrona
Estriol (E3)
aka 16-OHE2
COMT
2-metoxiestrona

inmune. Es vital para tener una estructura ósea y unos dientes fuertes. También desempeña un papel importante en la regulación de nuestro estado de ánimo y reduce el riesgo de enfermedad cardiovascular y de esclerosis múltiple.

Te recuerdo su importancia porque, de nuevo, un buen número de mis pacientes, que presentan síntomas similares a los descritos hace poco, y que también tienen su colesterol en 120 o 130, pensaban que esa sería la solución para mejorar su salud. No funcionó. Cuando les decía que tomaran baños de sol para subir su vitamina D, no pasaba nada. Podrían vivir en Mercurio, el planeta más cercano al astro rey, y no lo habrían conseguido. Tampoco lo logramos con suplementos, porque el problema era de fondo. No contaban con la "materia prima" suficiente para que la luz solar despertara al 7-deshidrocolesterol.

En todos los casos anteriores, con leves variaciones, me concentré en una idea simple, repetitiva, que quiero que conserves en tu memoria: cuando el *coles* está bajito, por debajo de los niveles que el organismo necesita, el metabolismo entra en una especie de silencio biológico.

a. Se alteran las membranas celulares y las neuronas no pueden transmitir bien su mensaje.

b. Disminuye la producción de hormonas esteroideas: estrógenos, testosterona, cortisol, y hay un desbalance entre ellas.

c. Tu cuerpo permanece cansado, apático, la piel se reseca, hay cambios en el estado de ánimo y tu mente se nubla: te resulta difícil concentrarte.

d. Se afecta la síntesis de la valiosa vitamina D y la absorción de grasas.

e. Y lo más importante: el cuerpo pierde su flexibilidad metabólica, la armonía corporal, la calma entre los momentos de ayuno (en los que no comes) y de ingesta (en los que comes). Entre el descanso y la acción.

El nivel justo

En resumen, una disminución riesgosa del colesterol puede llegar por cuenta de los medicamentos recetados (aunque la intención del especialista siempre sea la mejor), una dieta desequilibrada bajísima en grasas saludables, el estrés permanente y sostenido en el tiempo, y las infecciones crónicas, entre otras causas.

Bajar el *coles* sin comprender el papel que desempeña en tu cuerpo es una ocurrencia tan absurda como querer apagar el sistema eléctrico de una ciudad para ahorrar energía. Al principio se aplaude al concejal que tuvo la ocurrencia, luego se le reprocha su insensatez porque, al cortar el servicio de electricidad se apagan los semáforos (se incrementan los accidentes) y las cámaras de seguridad (aumentan los robos), se minimizan los recursos de los hospitales (muere más gente). Por eso, en este tipo de intervenciones se debe obrar con muchísima cautela.

Un *coles* muy alto, debido y unido a todos esos factores que hemos repasado (malos hábitos, mala comida, mal sueño), será riesgoso para tu existencia. Y un *coles* más bajo de lo que tu cuerpo necesita (cada caso es único y debe ser evaluado en detalle) también será un aviso de peligro. En ambos escenarios el colesterol ha sido afectado por causas externas; él no es "malo" por sí solo.

El colesterol no es un número, es un vehículo de comunicación entre tus células, tus hormonas y tu energía.

El colesterol no es tu enemigo, es la base que le sirve al cuerpo para construir su lenguaje, su fuerza y su equilibrio.

Ni excesos, ni deficiencia, se trata de tener el nivel de colesterol apropiado para tu biología.

Desde siempre en tu vida

Cuando vuelvas a mirar aquellas viejas fotos en las que apenas eras un bebé, o los retratos de los años del colegio, los paseos familiares, las imágenes del día de tu graduación, de tu boda o el nacimiento de tu primera hija, en medio de la nostalgia y la alegría encuentra un espacio en tu memoria para recordar que en todas ellas ha estado tu amigo el colesterol.

Él no aparece, de repente, cuando el doctor de la familia te ordena el primer perfil lipídico, o cuando el especialista te informa: "lo tienes alto, deja de comer chicharrón". Él siempre estuvo ahí. Te acompaña desde el vientre materno, estuvo a tu lado en tu primer partido de fútbol, de voleibol, o en la primera obra de teatro, e irá cambiando contigo hasta el día de tu partida.

El *coles* en la niñez

Antes de que llegaras al mundo, el colesterol estaba haciendo lo posible para que nacieras. Él es clave en la síntesis de la hormona pregnenolona, que luego dará paso a la progesterona, la encargada de preparar al útero, engrosando sus paredes, para que el óvulo fecundado se transforme en embrión y este, finalmente, se convierta en feto.

La progesterona irá aumentando sus niveles durante el embarazo para que la gestación llegue a un feliz término; se encarga, por ejemplo, de evitar las contracciones que puedan provocar un parto prematuro y ayuda a que los senos de la madre se alisten para la lactancia, además de comportarse como relajante muscular y reguladora del estado de ánimo.

Cuando tu madre da a luz, el *coles* contribuirá con tu nutrición porque forma parte de la leche materna. Es cierto que es un componente minoritario en este preciado alimento —su aporte es cercano al cinco por ciento—, pero ahí está, en medio de esa increíble mezcla de grasas saludables. El 30 % de ellas son saturadas y contribuirán a la formación de las neuronas del recién nacido y a la creación de sus membranas celulares y sus hormonas, grasas que el cuerpo recibe con gusto y voracidad para fortalecer su estructura.

Sin ese alimento no sería posible el desarrollo infantil. Y después de la evidencia, suelo formular este interrogante: si el colesterol de verdad fuera tan malo, ¿lo habría puesto la naturaleza en el alimento que le brinda una madre a su hijo? Aunque esté en la leche materna en pequeñas cantidades, es un elemento de esa fórmula maestra que impulsa la vida.

A pesar de la amplia bibliografía que sustenta sus beneficios, el miedo a las grasas, producto de las *fake news*, ha provocado que muchas mamás, obrando con la mejor intención, equivoquen la ruta alimentaria de sus hijos. Hace algún tiempo, la madre de un niño de tres años me preguntó si debía darle leche descremada a su pequeño para evitarle, en un futuro, el peligro del colesterol alto. Yo le respondí con una sonrisa que por favor jamás lo hiciera. Lo que más necesitaba Felipe (así se llamaba el chico) era colesterol real para la protección de su cerebro.

Quitar esas grasas esenciales de la dieta de los niños sería como intentar construir casas sin ladrillos, sin cimientos, viviendas que se derrumbarían ante el más mínimo soplido. La infancia no es un momento para temerle al colesterol; por el contrario, es una etapa para darle al cuerpo toda esa estructura lipídica que necesita. Por eso, que nunca falten los huevos, el aguacate, el pescado, la mantequilla natural (*mantequilla*, no margarina, este tema lo abordaré en el siguiente capítulo), la leche entera. Con estos "ladrillos" se construye el futuro.

El *coles* en la adultez

En esta etapa los requerimientos de tu cuerpo han cambiado. No necesitas del pecho de tu mamá. Cuando te conviertes en adulto has superado la fase de construcción y te encuentras ahora en la de mantener y reparar tu biología. Por supuesto, el trabajo del colesterol ha cambiado, deja de ser un arquitecto para llevar a cabo labores más básicas, de ágil albañil. Se encargará de cubrir las grietas de las paredes desgastadas, de pintar los muros descoloridos, de la restauración de los tejidos, la fabricación de hormonas, de mantener el buen estado de las membranas celulares y de equilibrar la energía del organismo.

Con la adultez llegan nuevas obligaciones y responsabilidades, las horas de tu día parecen no alcanzar, sientes el estrés del trabajo, de las cuentas por pagar, conoces el insomnio, sientes las consecuencias de alimentarte de manera descuidada, con hamburguesas, pizzas, papitas, paquetes y gaseosas, y el agotamiento típico de este siglo, que llega con la luz azul de la "pantallitis" (del celular al *desktop* o a la *tablet* y luego a ver la tele; y a veces todo al tiempo).

Te mostré, páginas atrás, varios ejemplos de pacientes que, por todas las razones anteriores, empezaron a perder su equilibrio interior; sus cuerpos perdieron el balance; en ellos fue creciendo la inflamación crónica; su césped, su tapiz y sus autopistas interiores comenzaron a sufrir. Eso se vio reflejado en una sospechosa subida de su colesterol. En ese momento, el nivel de colesterol es el mejor reflejo de las elecciones que has tomado en la vida. Refleja cómo está tu "terreno" por dentro.

Estrés + inflamación + azúcar (mala alimentación)
= Colesterol por las nubes
Descanso (dormir) + ejercicio y movimiento + calma
= Regulación del colesterol

De niños el *coles* nos construye. De adultos a veces parecemos empeñados en demoler todo aquello que se ha construido. No permitas que eso pase.

El *coles* en la menopausia

Como lo recuerda la doctora Mary Claire Haver en su *bestseller La nueva menopausia* (2025), se estima que para el 2030 cerca de 1200 millones de mujeres de todo el mundo estén entrando a la menopausia o llegando a la posmenopausia. Quizás tú seas una de ellas, o quizás lo sea tu madre, tu hermana o tu pareja. Al llegar a esta etapa el cuerpo femenino cambia su guion de forma notable. Los estrógenos, esas hormonas esteroideas que tanto hemos mencionado, y que durante años protegieron la salud de las arterias, el corazón, el cerebro y la piel, comienzan a vivir un descenso en su función.

Esta bajada, que generará un desequilibrio, forzará al cuerpo a encontrar una estrategia de compensación. Por eso, de manera sabia, comenzará a producir más colesterol para intentar, a su vez, producir más hormonas. Es una reacción muy lógica y de protección. Es *natural*.

El cambio hará que muchísimas mujeres, incluso aquellas que no han modificado su dieta, noten un aumento del *coles* en esta etapa y piensen que cometen algún error en su manera de vivir o de alimentarse. Pero no están haciendo nada mal, es el cuerpo tratando de adaptarse a esa nueva fase.

Lo he hablado con decenas de pacientes en mis consultas. Se sienten muy frustradas y sorprendidas. De repente su colesterol, que siempre había estado entre 180 y 190 mg/dl, se ha elevado hasta

250 mg/dl. "Doctor, no he cambiado nada. Nada. Pero mira esto, ¡es un desastre! ¿Tendré que comenzar un régimen eterno de rúgula con lechuga y agua? Razón tenía mi madre, ¡esta etapa es una enfermedad!", me dijo Claudia, una politóloga de 51 años, hace algunos meses.

Los dos nos reímos al revisar esta afirmación. Ella exageraba y lo sabía. La menopausia no es ninguna *enfermedad*, a pesar de los síntomas más habituales (y molestos): sofocos, irritabilidad, cansancio, insomnio, aumento en la grasa abdominal. La menopausia es un momento en que el cuerpo lleva a cabo una profunda reorganización interna, y un proceso de esta magnitud requiere cierto tiempo de adaptación.

Después de las risas, Claudia me hizo la pregunta obvia: "Doc, ¿qué hago para bajar el colesterol?". Entonces tuvimos una larga conversación en la que expuse muchos de los puntos que ya leíste aquí. Le dije que el *coles*, especialmente en el momento en que ella se encontraba, no podía comprenderse tan solo a partir de los números. La subida que la asustó provenía de un proceso *natural*. Intentar bajarlo, como un acto matemático, podría causar un desorden orgánico. Por lo tanto, lo que hicimos fue repasar su historial.

Como era mi paciente desde hace varios años, sabía que se alimentaba bastante bien (sí, a veces se pasaba con los postres, nada temerario), se ejercitaba con cierta frecuencia, no fumaba, bebía poquísimo; sin embargo, seguía llevando mucho trabajo a casa y le daban las 2:00 de la mañana revisando documentos... Con unas cuantas intervenciones en sus hábitos y varios refuerzos de los que te hablaré en el próximo capítulo, conseguimos que Claudia, entendiendo sus rutinas y el comportamiento de su metabolismo, encontrara un equilibrio para ese momento específico de su vida.

En la menopausia, que para muchas mujeres llega a los cincuenta años, que otras viven antes y algunas después, debe tenerse claro que el comportamiento del colesterol no se evalúa, solamente, a la luz de las cifras. Seguramente, por el nuevo orden que vive el cuerpo, habrá una elevación del coles; *pensar en bajarlo de inmediato, sin analizar las demás evidencias, puede que no sea una solución. Consúltalo con tu especialista.*

Yo suelo afirmar que la menopausia es una etapa para cuidar de todo el terreno en el que ha sido erigida nuestra "casita"; es una fase para cuidar la calidad del sueño, nutrirse de manera consciente, moverse, mantener los músculos activos y trabajar mucho en el manejo del estrés. Ahí está el verdadero tratamiento.

El *coles* en adultos mayores

Ese amigo que estuvo con nosotros desde el alojamiento uterino, seguirá cambiando al ritmo de nuestra edad. Al llegar al "sexto piso", al cruzar la barrera de los sesenta años, pisamos la senda de la adultez tardía. A esta altura del camino, el colesterol vuelve a cambiar sus prioridades y se convierte en un aliado de nuestra protección y reparación interiores. **Es como un jardinero que mantiene vivas las raíces de nuestro árbol fundacional**. Ayuda a restaurar los tejidos, a fabricar la vitamina D, y a mantener la función neuronal y el estado de nuestro sistema inmune.

Hay un detalle que la mayoría de las personas desconoce: los adultos mayores con colesteroles un poco más altos (en armonía con su edad y sus buenos hábitos) suelen tener más años de vida y una mayor lucidez mental que aquellos con niveles demasiado bajos. Así como lo lees. Estos últimos, según los estudios conocidos, suelen tener mayor deterioro cognitivo, pueden presentar más infecciones y son, en general, menos resilientes. Sin embargo, siempre existe la contraparte que no comprendemos del todo y es que estudios de intervención con LDL muy bajo no demostraron deterioro cognitivo.

—¿Y por qué, doc?

Te lo dije antes: como el cerebro produce su propio *coles*, los valores de LDL en sangre poco lo afectarán.

Don Ernesto, un ingeniero mecánico jubilado, de 78 años, pidió una cita conmigo porque, según él, su vida "corría peligro". Esperaba encontrarme a un señor mayor, algo triste y débil, pero cuando cruzó la puerta de mi consultorio me encontré con un hombre alto, delgado, elegante, de ojos brillantes y con un discurso claro y divertido.

Me presentó todos sus exámenes. Cada uno de ellos me mostraba su buena salud. Sí, había tenido una vida laboral con altas dosis de estrés y en algún momento se pasó con la bebida; todo lo demás, sanas costumbres: se alimentaba bien, hacía algo de yoga y caminaba mucho, especialmente por un "sendero natural cercano a mi edificio". Yo no comprendía cuál era el apuro de este señor que lucía tan radiante. Por último, sacó de un fólder el que denominaba "el examen malo". Me miró con cara de resignación. Y señaló con su dedo índice la cifra de la medición del colesterol total: 235. "¿Cómo le digo a mi esposa que en cualquier momento tendré un infarto?", preguntó.

No pude evitar sonreír. Él me miró con ojos enojados. De inmediato expliqué mi reacción. Reí porque para mí era un alivio saber que su motivo de sufrimiento era ese número. "¡Está altísimo, doctor!", respondió. Le conté lo que escribí hace nada. Esa cifra elevada, a su edad, con su manera de vivir (sin rastros de diabetes y una presión envidiable), era un motivo de celebración. Su cuerpo estaba usando el *coles* para repararse y no para hacerse daño. "¿Qué le digo entonces a mi esposa, doctor?", preguntó. Le respondí que, con todo el orgullo, podría decirle que su marido era un ejemplo para seguir, y que al siguiente día en la mañana salieran a caminar por ese sendero natural que a él tanto le gusta y celebraran juntos la vida.

Nadie dijo que al envejecer debemos eliminar o tener menos colesterol; envejecemos para que nuestro cuerpo use el colesterol con mayor sabiduría.

El *coles* en hombres y en mujeres

Aunque el colesterol es un aliado del desarrollo de todos los seres humanos, sí tendrá un comportamiento distinto dependiendo del contexto hormonal, y en ese territorio hay diferencias marcadas entre los hombres y las mujeres.

Los detonantes serán los mismos para ambos sexos: el estrés, la inflamación crónica, los malos hábitos, la privación del sueño, el consumo de alcohol y/o drogas, el tabaquismo, el sedentarismo, el azúcar en altas dosis, y un extenso etcétera que convirtió el bienestar en malestar.

Sin embargo, como lo demuestra la bibliografía disponible y como lo he podido comprobar ejerciendo mi oficio, conforme pasan los años son los hombres quienes dan los primeros indicios de que su colesterol se comporta de manera indebida. Así comienza la inquietante elevación de los triglicéridos, la resistencia a la insulina, el desorden metabólico, la erosión del césped, factores que pueden tener un desenlace fatal.

En el caso de las mujeres, estas patologías suelen manifestarse con la llegada de la menopausia, etapa en la que, con la disminución significativa en los niveles de estrógenos, pierden esa suerte de "escudo hormonal" que las protegió durante tantos años. Es muy común que en este período acumulen más grasa, tengan sobrepeso, su presión arterial aumente y se enfrenten con la diabetes tipo 2.

En las condiciones que he descrito, se sabe que los hombres serían más propensos a sufrir un episodio cardiovascular a edades tempranas, y que el riesgo para las mujeres aumentaría con la llegada de la menopausia. Según un estudio de la Sociedad Española de Cardiología, presentado en el 2019, la tasa de mortalidad masculina tras un infarto agudo de miocardio es del 9 %, número que se dobla cuando se trata de las mujeres.

En muchos casos estas cifras se explican porque los infartos femeninos son más difíciles de reconocer. Al ocurrir el episodio, muchas de las pacientes no sienten dolor agudo en el pecho, pero sí otros síntomas como mareos, náuseas, sudoración excesiva y agotamiento, que dificultan el pronto diagnóstico. Cabe aclarar, también, que la mayoría de mujeres que presentan un infarto suelen ser mayores, al menos diez años, que la mayoría de los hombres afectados.

Retornando a los ejemplos de asfalto y tráfico, visualiza dos largas carreteras que fueron construidas en el mismo año y con los mismos materiales. La primera, la del hombre, comienza a dañarse antes debido a la cantidad de autos y camiones que la transitan a diario. Por su parte, la carretera de la mujer, que cuenta con el escudo hormonal, se mantiene en mejor estado durante varios años más. Cuando ese escudo se debilita (la menopausia; la bajada de estrógenos), esa vía también presenta baches y desniveles.

Al final, lo que ambas carreteras humanas necesitan no es más que los cuidados requeridos. Los he repetido tanto que supongo que podrías "recitar" algunos de ellos de memoria, ¿hacemos la prueba?

—Lo primero, doc, una buena alimentación, sin tantos pastelitos y azúcar.

—Es un buen inicio.

—Y, lo de siempre: no quedarse en el sofá; lástima. ¡Pamela y yo acabamos de comprar uno nuevo!

—¿Quién es Pamela?

—Mi novia, doc. Ella también te lee. Pero sigo: no quedarse horas y horas en las pantallas, respetar el reloj biológico, dormir, descansar…

—¡Eso lo puedes hacer en el sofá!

—Y ojito con el alcohol, el tabaco, los vapos.

—Sí, tú y Pam y todos necesitamos calma metabólica.

Y cierro con el repaso habitual.

—El colesterol, nuestro amigo desde siempre, va cambiando con nosotros, no es el mismo a los 5, a los 35, a los 51 o a los 75 años.

—En la niñez ayuda a construir tu "casita", en la adultez la mantiene, en la menopausia te ayuda con la reorganización vital y en la vejez te protege.

—Querer bajar el colesterol, sin tener un contexto, sin conocer bien la historia clínica de nuestros pacientes, es quitarle los cimientos a la casita por un error de interpretación.

—La cifra de tu colesterol total no es la que define tu salud; lo realmente importante es comprender cómo se está comportando el *coles*, en tu cuerpo, a tu edad, y en ese momento específico de tu historia.

—El colesterol crece contigo, madura contigo, envejece junto a ti, y te acompañará hasta el día en que regreses al origen.

CAPÍTULO 5

Los exámenes y el contexto

El semáforo

Es mucho lo que sabes ahora sobre el *coles*. Conoces sus cualidades de constructor, protector, compañero, director de orquesta y amigo del sol. Conoces los buses que lo transportan: quilomicrones, VLDL, IDL, LDL, HDL, incluyendo aquellos que tienen un remolque extra, la flota Lp(a). Conoces sus recorridos, sus paradas, las autopistas que atraviesa. Y entiendes muy bien que, si hay un bache en esas vías porque se afectó su césped (el glicocálix) y su tapiz (el endotelio), en ellas puede crecer una amenaza para tu salud (la placa de ateroma). Con todo ese conocimiento a tu favor, ha llegado el momento de dar un paso decisivo, comprender el significado de los exámenes que te manda el especialista.

Para empezar, quiero que desaprendas, sí, *desaprendas*, y olvides la teoría del semáforo. La vieja idea de que el **perfil lipídico**, la prueba en sangre que mide tu *coles* y los triglicéridos, te muestra una luz roja de peligro si el colesterol total está por encima de 200 mg/dl (miligramos por decilitro) y una luz verde de "todo está muy bien" si la cifra es notablemente inferior. Te lo he mostrado a través de varios ejemplos: el bienestar de los pacientes no lo refleja una simple cifra sin contexto. Habrá personas muy sanas con colesteroles totales mayores de 200 mg/dl y personas muy enfermas con mediciones de 120 mg/dl. Se deben revisar muchos otros factores.

El colesterol **no es una toxina**, es una molécula esencial para nuestra existencia; por eso, cuando te lleguen las pruebas de laboratorio en las que pareciera que *menos* es mejor, desconfía. Como dice la sabiduría de las abuelas: "Ni mucho que queme al santo ni tan poco que no lo alumbre". Al final no se trata ni de ignorar el exceso ni de soñar con tener los valores en cero.

La pregunta que debemos tratar de resolver no es cuánto mide el colesterol total, lo que debemos entender es qué está haciendo este en el organismo, en ese contexto determinado y cómo se comportan los buses que lo transportan.

Miremos, por fin, todas las pruebas que deberías tener en cuenta para entender mejor lo anterior, con nombres, números, comparaciones y ejemplos.

1–El perfil lipídico

Te mostrará los niveles de cuatro "actores" principales.

a) Colesterol total
b) LDL, lipoproteínas de baja densidad, o "colesterol malo"
c) HDL, lipoproteínas de alta densidad, o "colesterol bueno"
d) Triglicéridos

—**El número del colesterol total**, aislado, por sí solo dice muy poco, porque es la sumatoria del *coles* que circula, el que se está reciclando y el que se está usando. Para explicártelo con nuestras analogías de carretera, esta cifra nos mostraría el peso total de los buses que están transportando lípidos, pero no explica la naturaleza de los pasajeros.

Pensar que con dicha medición basta para hacer un diagnóstico es lo mismo que creer que ya viste toda la película cuando tan solo has visto el trailer *promocional. ¿Te queda claro?*

—El LDL es el vehículo que transporta el colesterol a los lugares donde es necesario. Su medición muestra cuántos pasajeros van en esos buses, pero ese número no permite establecer si esas partículas son grandes y saludables, o son pequeñitas, se han oxidado y son peligrosas.

—El HDL es el vehículo que cumple la labor de limpieza, se encarga de recoger esas partículas de "grasa" que han quedado olvidadas en la carretera y las manda al hígado para que las recicle o las elimine en la bilis. Su medición también es la sumatoria de los pasajeros que hay en sus buses.

—La cifra de los triglicéridos mostrará cuántas cadenas de esos ácidos grasos estamos consumiendo o produciendo. Recuerda que estos son el resultado del exceso de carbohidratos almidonados (como la papa, la yuca, el plátano, la pasta), del exceso de azúcares, mieles, jarabes o panela, más que de cualquier exceso de grasa que hoy consumimos los seres humanos.

De acuerdo con los valores orientativos más actualizados, estos serían los niveles ideales, óptimos, de cada uno de los cuatro protagonistas del perfil lipídico.

a) Colesterol total: entre 160 y 220 mg/dl (según la edad, el contexto y el comportamiento hormonal).

b) LDL (colesterol "malo"): menor de 100 mg/dl.

c) HDL (colesterol "bueno"): mayor de 50 mg/dl, en mujeres; mayor de 45 mg/dl, en hombres.

d) Triglicéridos: menor de 100 mg/dl (tiempo atrás el valor orientativo era menor de 150 mg/dl).

FACTOR, MECANISMO, IMPACTO EN LÍPIDOS

Factor	Mecanismo	Impacto en lípidos
Inflamación crónica / infecciones	↑ citocinas → ↑ síntesis hepática de colesterol y PCSK9 → ↓ receptores LDL	↑ LDL-C, ↑ ApoB, ↑ Lp(a)
Hipotiroidismo (T3/T4 ↓)	↓ receptores LDL y ↓ conversión a ácidos biliares	↑ LDL-C, ↑ ApoB
Déficit de estrógenos	↓ LDLR y menor flujo biliar	↑ LDL-C/ApoB, ↓ HDL
Hipogonadismo masculino (testosterona ↓)	↑ resistencia a insulina → ↑ VLDL	↑ TG, ↑ ApoB
Cortisol alto (Cushing/estrés crónico)	↑ lipólisis → ↑ ácidos grasos al hígado → ↑ VLDL, ↓ sensibilidad a insulina	↑ TG, ↑ LDL-C/ApoB
Déficit GH/IGF-1	↓ LDLR y ↓ oxidación de grasas	↑ LDL-C, ↑ TG
Hígado graso / resistencia a insulina	↑ lipogénesis hepática → ↑ VLDL (ApoB)	↑ TG, ↑ ApoB, ↑ LDL-C
Enfermedad renal (síndrome nefrótico)	↑ producción hepática de ApoB/VLDL y ↓ depuración de remanentes	↑ LDL-C, ↑ TG, ↑ ApoB
Colestasis / hepatopatías	↓ excreción de colesterol en sales biliares	↑ LDL-C

CAUSAS DE ELEVACIÓN DEL COLESTEROL (LDL)

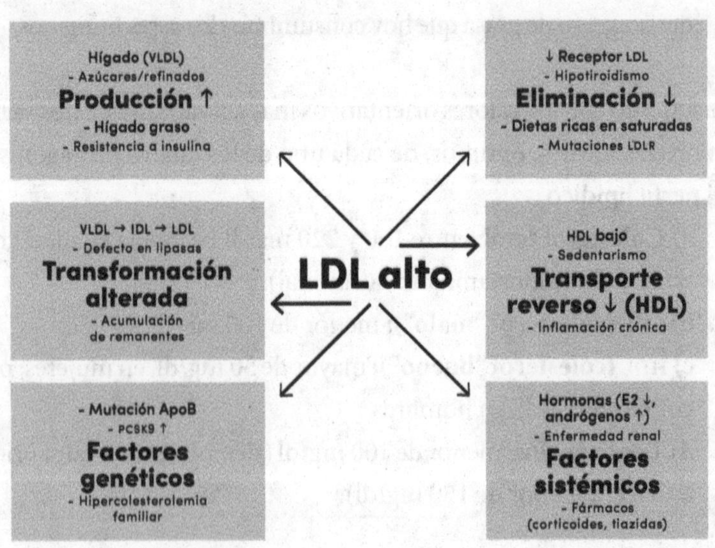

ÁRBOL DE CAUSAS QUE ELEVAN COLESTEROL

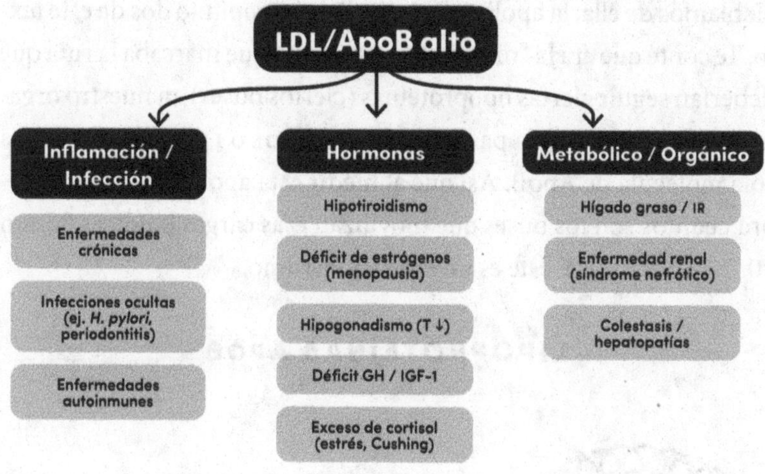

UNA "RELACIÓN" PARA OBSERVAR

Entre los valores del HDL y los triglicéridos debería haber una relación de 1:1 o máximo de 1:2. Es decir, si tienes el "colesterol bueno" en 60 mg/dl, tus *triglis* deberían estar en una cifra cercana (60, 70) o máximo en el doble del HDL, en este caso 120 mg/dl. Ese es un buen predictor de resistencia a la insulina.

UNA SEÑAL DE ALERTA

Si por alguna razón la cifra de tus triglicéridos triplica la de tu HDL (150 mg/dl contra 50 mg/dl, por ejemplo), hay indicios para creer que en tu interior se han gestado la inflamación crónica y el estrés oxidativo, y que las partículas del LDL, el "colesterol malo", sea cual sea su marcador, serán pequeñas (se han oxidado), lo que quiere decir que hay más probabilidades de que se queden pegadas en la carretera; profundizaremos en este tema dentro de un par de párrafos.

2–La importantísima ApoB

Hablamos de ella, la apolipoproteína B, en el capítulo dos de este texto. Te conté que era la "matrícula" de tránsito que marcaba la ruta que deberían seguir ciertas lipoproteínas (ciertos buses) en nuestro organismo. Pues bien, cada partícula de VLDL, IDL o LDL cuenta con una sola molécula de ApoB. Así que al medir esta apolipoproteína se sabrá cuántos son los buses que movilizan esas cargas lipídicas (si son 10, 20, 30 o 100). Y este es un dato valiosísimo.

LIPOPROTEÍNAS APOB

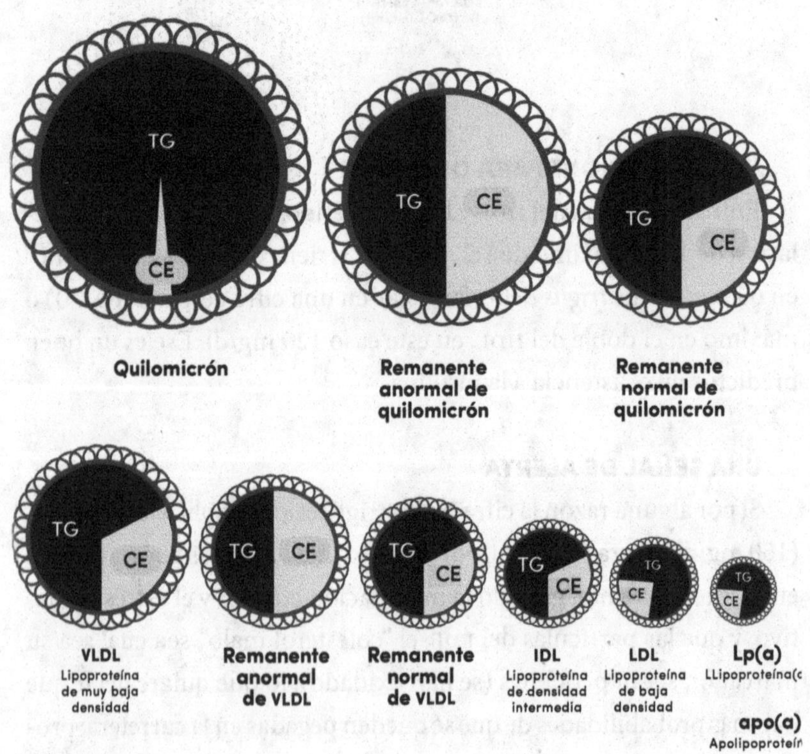

TG → Triglicéridos
CE → Ésteres de colesterol

VALORES ACTUALES DE ApoB

a. **Valor ideal en personas sin riesgos metabólicos:** menor de 80 mg/dl.

b. **Valor para personas con factores de riesgo como hipertensión, prediabetes, inflamación crónica o Lp(a) alta:** menor de 60 mg/dl.

c. **Valor para las personas con enfermedad cardiovascular previa**: menor de 50 mg/dl.

EN TÉRMINOS PRÁCTICOS

Si el colesterol total mide cuánta gente viaja en los buses, la cifra de ApoB te dirá cuántos de esos vehículos hay en la carretera. Y regreso al ejemplo que he dado tantas veces. No es lo mismo desplazar 100 pasajeros en un par de buses con cincuenta sillas, que transportarlos en 10 buses con 10 sillas. A mayor número de vehículos, mayor es el riesgo de accidentes en la autopista.

Luis y Natalia, dos compañeros de trabajo, tienen la misma edad, 43 años, y la misma medición de LDL, 130 mg/dl. ¿Cómo saber cuál de ellos podría tener más riesgos y desgastes en sus vías internas? La prueba ApoB nos daría muchas pistas porque quizás descubramos que en las autopistas de Natalia esos 130 pasajeros se están movilizando en 10 buses de 13 sillas, mientras que en las carreteras de Luis hay 5 buses de 26 sillas.

Por eso esta prueba es tan útil y relevante para evaluar, de manera real, el riesgo cardiovascular.

ALGORITMO CLÍNICO: EVALUACIÓN DE LDL-C / ApoB ALTO

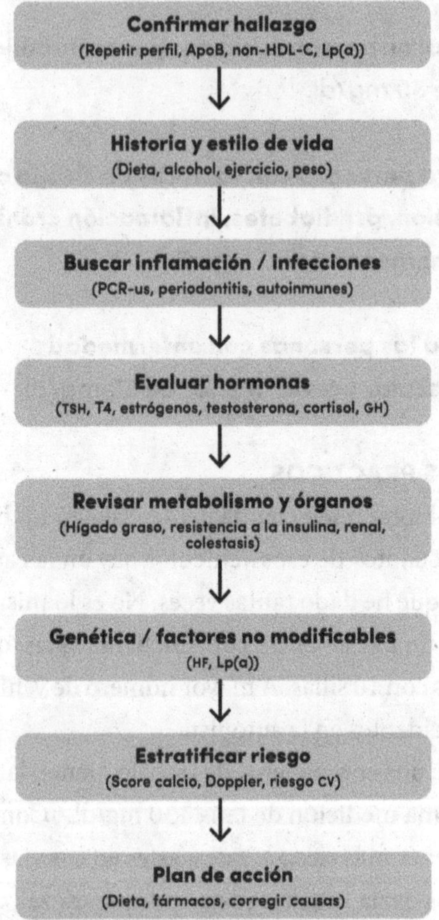

3–Lp(a), el remolque y la genética

La lipoproteína (a), otro tipo de LDL, carga con un vagón especial que la convierte en un vehículo muy particular. ¿Recuerdas cómo se llama?

—Apo(a) o apolipoproteína (a), doc. Lo habrás escrito unas cien veces.

—¿Y por qué puede ser riesgoso ese vagón?

—Porque puede quedarse pegado en los baches de las carreteras, es decir, de las arterias, si tienen el césped desgastado.

—¿Y la Lp(a) se produce por comer chicharrón?

—No, doc, se hereda. Es una 'jugadita' de la genética.

—Buen resumen.

Y esto es importante: si la Lp(a) está elevada, se multiplica el riesgo de desarrollar una aterosclerosis o una trombosis. Miremos sus "números".

VALORES ACTUALES

Valor ideal: menor de 30 mg/dl (aún mejor si es menor de 20 mg/dl).

Valor que amerita intervención: mayor de 50 mg/dl.

MEDIDAS PREVENTIVAS

Hoy, mientras escribo este libro, la ciencia avanza y algunos estudios indican que fármacos como el Muvalaplin están en capacidad de reducir los niveles de lipoproteína (a) hasta en un 65 %. Es una buena noticia. Sé muy bien que, con el paso de los años, nuevos medicamentos podrán ayudar a los pacientes con riesgo cardiovascular a disminuir los valores de Lp(a).

Pero no olvides que con o sin ellos, el protocolo más saludable siempre será mantener tus buenos hábitos para así disminuir el tráfico de buses en tus carreteras (ApoB), los triglicéridos, la inflamación, proteger el glicocálix y el endotelio. Mantén tu terreno estable y tranquilo, ahí está la clave. Contamos con muchísima literatura científica que lo sustenta.

4–El riesgo escondido: las partículas

No todas la moléculas de las lipoproteínas de baja densidad (LDL, o "colesterol malo") son iguales. Se debe hacer una diferenciación entre las **partículas grandes y esponjosas**, que son más estables, menos reactivas y cumplen su papel de llevar el *coles* a los tejidos para luego ser recicladas por el hígado, y las **partículas pequeñas y densas**, que se oxidan con facilidad y, como peligrosas "canicas", intentarán meterse entre las grietas del pavimento arterial.

Estas últimas suelen aparecer en un organismo con desorden metabólico, en el que hay resistencia a la insulina, una subida de los *triglis* y niveles bajos de HDL, al que suelen llamar "colesterol bueno".

¿CÓMO DETECTARLAS?

a) Una de las maneras más fiables para identificar si tienes partículas pequeñas circulando por tus autopistas, es a través de la prueba anterior, midiendo la ApoB. Será claro que cuantas más partículas haya, más pequeñas serán, o al menos eso parece ser. Hoy, este examen está disponible en casi todo el mundo.

b) También lo podrás saber a través de estudios de fracciones lipídicas: LDL-P o LDL Size que, lamentablemente, solo se encuentran disponibles en algunos países, entre ellos Estados Unidos.

Pero hay otro indicio significativo: si los niveles de ApoB son altos, y tu HDL ("colesterol bueno") está bajo, asume que hay partículas pequeñas presentes en tus vías arteriales.

Te dejo dos gráficos que te pueden servir para visualizar lo que te acabo de contar.

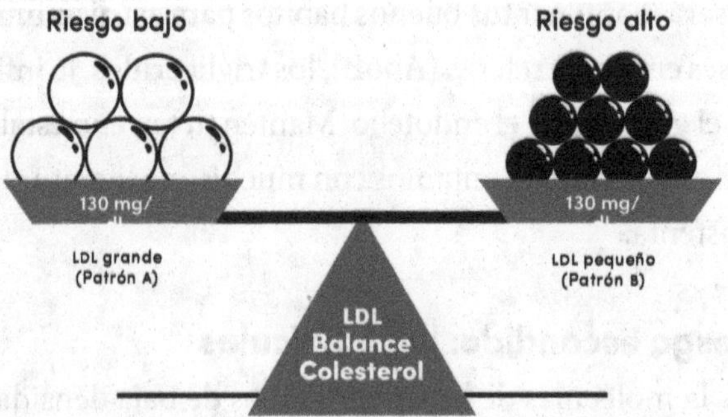

Todos los personajes de la siguiente imagen tienen la misma medición de LDL, pero sus partículas son distintas. Las de Leonardo son grandes y estables; las de Mariana, pequeñas y peligrosas.

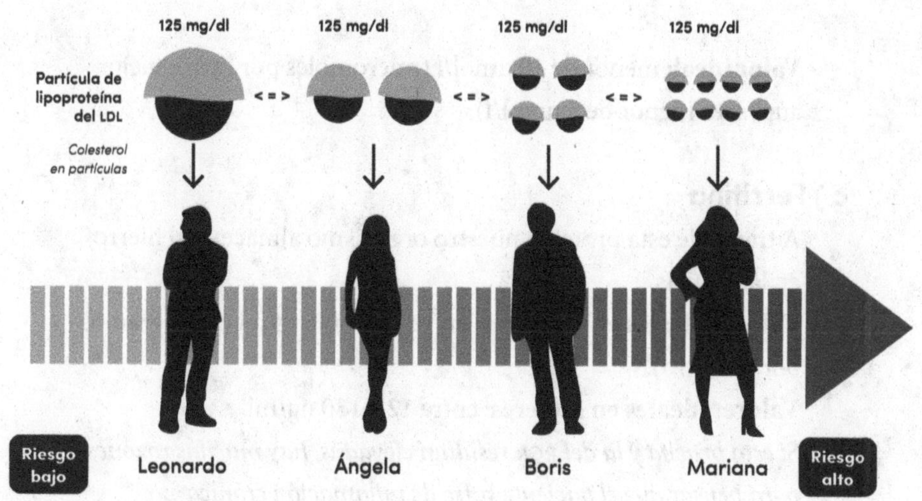

5—Los marcadores de inflamación

Estos te ayudarán a saber si dentro de ti se ha encendido el fuego invisible que desgasta tus arterias, tu hígado, tu sistema nervioso, que altera tu insulina y enciende la chispa del estrés oxidativo. Las siguientes pruebas te permitirán añadir más datos para comprender, de una manera más completa, el perfil lipídico. Varios de estos exámenes los conocimos en la época de las obligadas cuarentenas por cuenta del covid-19.

a) PCR ultrasensible (hs-CRP)

Este indicador mide la inflamación sistémica de bajo grado y de disfunción por inflamación del endotelio (capa interna de la arteria).

Valor ideal: menor a 1 mg/l.
Riesgo moderado: entre 1 y 3 mg/l.
Riesgo alto: mayor a 3 mg/l.

b) Homocisteína

Al medir los niveles de este aminoácido en sangre se puede revisar el estado del endotelio (el tapiz arterial) y conocer el grado del estrés oxidativo.

Valor ideal: menor de 10 μmol/l (micromoles por litro); mejor aún, si es menor de 8 μmol/l).

c) Ferritina

A través de esta proteína nuestro organismo almacena el hierro en las células.

Valores ideales en hombres: entre 12 y 300 ng/ml (nanogramos por mililitro).

Valores ideales en mujeres: entre 12 y 150 ng/ml.

Si esta prueba y la del PCR resultan elevadas, hay muchas razones para pensar que el paciente sufre de inflamación crónica.

CRUCE DE DATOS REVELADORES

Una persona cuya medición de colesterol marcó 130 mg/dl (un rango alejado del temido techo de 200 mg/dl), pero con niveles altos de homocisteína y PCR, muy seguramente no tendrá problemas de "acumulación de grasa", pero sí evidencia un cuadro inflamatorio. Si este fuego interno no cesa, el colesterol en su cuerpo dejará de cumplir muchas de sus funciones vitales para solo concentrarse en la labor de apagar las llamas. Y eso causa un desequilibrio metabólico en el organismo.

6–Glicemia, insulina y metabolismo

Uno de los errores más comunes en los chequeos generales es creer que una medición normal de glicemia en ayuno significa que el cuerpo está utilizando bien la glucosa, y que no hay riesgo alguno de diabetes. Sin embargo, esta prueba es el retrato de *un* momento. El álbum que guarda todas las fotografías (más momentos) de la historia solo lo conoceremos al medir la insulina.

Si la "reina" trabaja en exceso y está elevada de manera crónica, tu biología vivirá en modo de almacenamiento. No podrás gestionar toda la glucosa que llega a tus células; el exceso será exportado en forma de grasas, y así se elevan los triglicéridos, se baja el HDL y el hígado sufre por su horrenda jornada laboral.

Los hallazgos del doctor estadounidense Ben Bikman, investigador de la Universidad Brigham Young y autor del libro *Why We Get Sick* (*¿Por qué enfermamos?*, 2020) han cambiado la manera de mirar nuestro metabolismo. Ben, con quien he tenido el privilegio de dictar seminarios, demostró que la hiperinsulinemia crónica —los niveles altos de insulina incluso con una medición de glicemia normal— es el verdadero origen del síndrome metabólico, la obesidad resistente y el hígado graso no alcohólico.

En otras palabras, medir la insulina es importantísimo. Lo repito, porque aún hoy muchos especialistas creen que esta prueba es prescindible y no la ordenan.

VALORES IDEALES SEGÚN LA EVIDENCIA ACTUAL

a. **Glicemia en ayuno:** entre 70 y 85 mg/dl (tiempo atrás el límite era de 95 mg/dl). Mi recomendación es que te realices el examen de curva de tolerancia a la glucosa. Primero te toman una muestra de sangre en ayuno. Luego desayunas (lo mismo que comerías en un día normal) y dos horas después te toman la segunda muestra. El ideal es que esa medición final no supere los valores de la primera por más de 15 o 18 mg/dl.

b. **Insulina en ayuno:** menor de 8 µIU/ml (mejor aún si es menor de 5 µIU). Mi recomendación, al igual que en el caso de la glicemia, es que la hagas en curva a las dos horas. Valores ideales menores a 28.

c. **Índice HOMA-IR:** menor de 1,5 (HOMA significa evaluación del modelo de homeostasis de la resistencia a la insulina).

d. **Hemoglobina glicosilada (HbA1c):** menor de 5,3 %. (Esta prueba muestra el promedio de los niveles de azúcar en sangre del paciente durante los últimos tres meses).

MÁS ALLÁ DE LA GLICEMIA

Veamos un ejemplo muy sencillo. Alberto, un conductor de autobús de 40 años, le muestra a su especialista la medición de glicemia en ayuno, que marcó 92 mg/dl. El doctor seguramente le dirá que no se preocupe, que su cuerpo está tolerando bien el azúcar, que la cifra está un poquito por encima del límite, aunque no hay nada que temer.

Ese fue el retrato del momento (*un* momento). Pero no se revisó el "álbum" que contiene la secuencia de fotos que componen la historia completa. No se midió la insulina. Y Alberto la tenía alta, en 18. Ese era un indicador de que su metabolismo estaba en una lucha silenciosa; la hormona reina trabajaba más de lo debido. Eso se traducirá en triglicéridos altos, hígado graso y cansancio crónico. ¿Cómo sucedió todo este desorden si el número del examen era "bueno"? Sucedió porque el análisis no fue completo. Solo se vio una parte. ¡Que te midan la insulina!

7–Marcadores complementarios

Estas pruebas le agregarán valor al análisis que has emprendido.

a. **Ácido úrico**

Indica el exceso de fructosa y el riesgo de resistencia a la insulina.

Valor ideal: menor de 5 mg/dl.

b. **GGT (gamma-glutamil transferasa)**
Refleja el estrés hepático y oxidativo del organismo.
Valor ideal: menor de 20 U/l (unidades por litro).

c. **ALT / TGP (Alanina aminotransferasa)**
Conocer el comportamiento de esta enzima ayuda a diagnosticar el daño hepático.
Valor de riesgo en hombres: mayor de 25 U/l.
Valor de riesgo en mujeres: mayor de 20 U/l.

En ambos casos, si las cifras superan los valores, sugerirían presencia de hígado graso.

Pero estas pruebas no solo se ordenan para revisar la salud hepática; son marcadores que permiten predecir el riesgo metabólico mucho antes de que los triglicéridos o la glucosa se eleven, de ahí su relevancia.

8–¿Cómo hablarlo con tu médico?

Muchos amigos, parientes (le pasó a la tía Bertha), seguidores y participantes de mis cursos han tenido ingratas experiencias cuando les han pedido a algunos de sus especialistas estrictos que, por favor, les ordenen algunas de las pruebas "no tan convencionales" del listado anterior. Así como muchos profesionales han accedido gustosos, porque les parece que esos exámenes les darán más claridad sobre la historia clínica de sus pacientes, otros han montado en cólera.

"Yo soy su médico y le mando los chequeos que considere pertinentes; si no cree en mí, busque a otro", ha sido la respuesta de unos cuantos especialistas. "Lo haría encantado, pero las restricciones de su seguro de salud no me lo permiten, podríamos realizar las pruebas A y B, pero no las C y D, porque no las cubre su plan", es otra de las contestaciones usuales. A mi editor de siempre, Patxo Escobar, uno de sus doctores le dijo, entre risas: "Medir la insulina es una farsa, ese examen no dice nada y no voy a malgastar los recursos del sistema de salud en ello. Bien pueda, páguesela usted". Otro médico se la ordenó, convencido de que sí era un valor relevante.

Si te sugiero practicarte estos exámenes no es por necedad o desvarío, es porque, de verdad, son muy valiosos para saber qué sucede en tu interior. No quiero que te obsesiones con cifras o que llenes carpetas y fólderes con resultados de laboratorio. Quiero que sepas que ese material te permitirá entender el lenguaje de tu cuerpo. Allí hay mensajes, palabras, párrafos enteros, sobre cómo escribes la novela de tu salud. Nuestra labor, como médicos, es la de estar ahí para ti, para guiarte y acompañarte en la mejoría.

Estoy seguro de que si le explicas a tu doctor que en este momento de la vida quieres ir un poco más allá del colesterol total y los triglicéridos, porque deseas conocer el comportamiento de tu metabolismo, él te alentará a seguir. Puedes explicarle "Por eso, doc, quisiera revisar mis niveles de ApoB, Lp(a), PCR ultrasensible, homocisteína, insulina y HOMA-IR"; esas precisiones pueden cambiar la conversación. Tu médico querrá siempre lo mejor para ti. Y estará feliz de leer esos resultados contigo. O te sugerirá un especialista para complementar ese conocimiento. *Solo así podremos pasar de la medicina del miedo a la medicina de la comprensión.*

Ahora vamos al escenario opuesto: el doctor decide *no* ordenarte los exámenes "raros y poco convencionales", porque no está de acuerdo (será un caso excepcional, o un berrinche egóico) o porque las restricciones del sistema de salud o las aseguradoras se lo impiden (sucede con frecuencia). Solo te pidió los chequeos habituales que, por supuesto, son muy útiles. Entonces…

—¿Entonces qué, doc?

—Pues, como decía un amigo español, "tú mismo con tu mecanismo".

—No te entiendo.

—Que te los hagas tú. Los que faltan, los exámenes que el médico denominó "raros", los que no fueron aprobados, los pides tú.

—Yo no soy médico, querido doctor Jaramillo. ¿Lo recuerdas?

—No tienes que ser médico para ir a un laboratorio y pedir la gran mayoría de estas pruebas.

—¿Y cuánto cuestan?

—Eso dependerá del país donde vivas, del laboratorio…

—Pero deben ser caras, ¿no?

—Algunas sí pueden serlo.

—Genial, y es así como entro al ayuno del que hablas en tus videos de YouTube, porque después de pagar los exámenes no me quedará plata ni para el brócoli.

—Míralo como una inversión valiosa. ¡Lo es!

—Inversión valiosa un carro, un celular nuevo, un portátil, un viaje, los guayos de Messi…

—La mejor inversión es tu buena salud. Sin ella, todo lo que acabas de nombrar es tan solo un adorno costoso.

Le dije lo mismo, hace años ya, a la tía Bertha. Y ella me respondió algo similar a lo que tú acabas de decir. "Primero mi viaje a Roma, después el ApoB y el PCR y el ABC y todo lo que quieras, Carlitos". Y llegó de Roma con sus autopistas internas en estado de emergencia. No fueron los *gelati* ni la pasta; desde hacía años la inflamación había crecido en su cuerpo y la dieta alocada, la falta de sueño y el agotamiento del viaje avivaron el fuego. Hubiéramos podido entenderlo muy bien pagando esas pruebas. *Seguir con vida, con una buena vida, no tiene precio.*

9-*Score* de calcio

Esta es una prueba adicional, una tomografía computarizada que ordena tu cardiólogo con el fin de explorar cuántos depósitos de calcio hay en tus arterias coronarias, que son las delgadas carreteras que salen de la aorta (la gran autopista arterial) y le brindan el oxígeno y los nutrientes que requiere. Se llaman "coronarias" porque abrazan el corazón formando una especie de corona. En realidad, se "clavan" en él, lo perforan, para alimentarlo. En los momentos de exigencia física, por ejemplo, ellas se encargarán de que llegue más oxígeno a este órgano para cumplir con el rigor de la tarea. Su labor es inestimable.

LAS ARTERIAS CORONARIAS

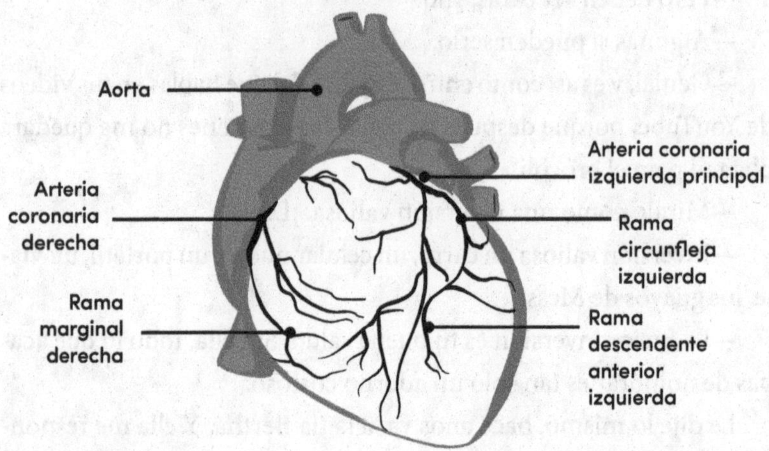

Las calcificaciones comienzan con un bache en la autopista arterial debido al desgaste del glicocálix (el césped, la espuma de mar), en donde se van quedando atrapadas las pequeñas partículas de LDL. El sistema inmune manda al batallón de macrófagos para que intente solucionar la emergencia (tragándose todo lo que puedan). Las dificultades del terreno jugarán en su contra y su estrategia de comerse al enemigo solo les traerá una pesada indigestión, se transformarán en células espumosas y morirán. Así se forma, debajo del endotelio (el tapiz de la autopista), la placa de ateroma, compuesta por "grasas", células inflamatorias, *coles*, calcio y tejido fibroso.

EL TRABAJO DE LOS MACRÓFAGOS

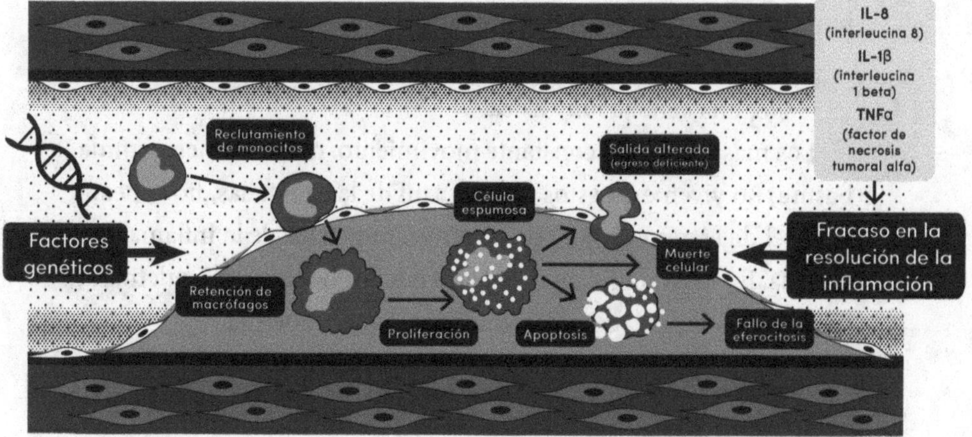

Con el paso del tiempo la placa se calcifica. Ese calcio, entonces, es como una cicatriz, una herida cerrada, es la señal de que en esa zona hay o hubo inflamación y de que el cuerpo estaba reparando una lesión. Esos depósitos son los que examina esta tomografía; es una muestra de lo que ya pasó y esa información podría servir como base para establecer un protocolo de protección para y con el paciente.

La sola presencia de placa de ateroma no significa que vas a tener un infarto en las próximas horas. De hecho, miles de personas viven con esas placas, sin sentir la más mínima molestia hasta el final de sus días; les sucede a muchos atletas de alto rendimiento: primero los mata un rayo o una caída en la ducha, que esa acumulación en sus arterias.

Sangre y mantequilla

Cuando se habla de este tema, se suele recordar una historia muy bonita y sorprendente, la de los masái, una etnia africana nativa de Kenia y Tanzania. Muchos de los pastores seminómadas que conforman esta tribu, cuya dieta está compuesta principalmente por grasas saturadas (carne, leche, mantequilla, sangre) tienen grandes estrías y placas calcificadas dentro de sí. Al leer esto pensarás que están al borde de un evento cardiovascular. Nada más apartado de la realidad. El porcentaje de infartos en esta población es bajísimo.

—¿Y cuál es la razón, doc? ¿Alguna "ventaja" genética?

—No, una ventaja *muy* física.

Los masái están en constante movimiento, no consumen comida basura, no viven expuestos a la luz azul de las pantallas, no vapean, su nivel de estrés es bajo, por eso viven muy lejos de la inflamación crónica. En esas condiciones, la placa puede quedarse ahí, quietita, al interior de sus portadores sin causar la menor molestia.

Todo lo contrario sucederá en el cuerpo de una persona que carga cada día con el peso de los malos hábitos (dieta chatarra, alcohol, humo de cigarrillo, sofá, "pantallitis", trabajo en bucle, insomnio) que despiertan el fuego interno: la inflamación. Con ese historial, las minicanicas de LDL oxidado, glicocálix afectado, endotelio inflamado, sí llegará la rotura de la placa. El organismo, en su intento por solucionar la falsa "hemorragia", mandará a las plaquetas para provocar un coágulo, entonces se tapona la autopista, llega la isquemia (se interrumpe el flujo sanguíneo), luego la necrosis (muere el tejido por la falta de oxígeno), a lo que llamamos infarto.

Mi amigo, el cardiólogo Esteban Larronde, me contó una historia que es un ejemplo perfecto para esto que les estoy explicando. En 1966 un huracán de categoría 5 destruyó el atolón de Tokelau, en el Pacífico. Ante la tragedia humanitaria, Nueva Zelanda ofreció asilo a los habitantes de la isla. La mitad de la población decidió quedarse y seguir con su estilo de vida tradicional (grupo A), mientras la otra mitad aceptó la ayuda y emigró a distintas ciudades neozelandesas (grupo B). Ante esta circunstancia el doctor Ian Prior vio la oportunidad de dar inicio al que llamó *Tokelau Island Migrant Study*. Sin saberlo, aquel ciclón no solo arrasó con cultivos y viviendas, sino que abrió una grieta en nuestras certezas médicas más arraigadas. El grupo A siguió alimentándose como siempre: pescado, tubérculos, coco;

nada de azúcar ni harinas, con una dieta en la que más de la mitad de las calorías provenían de grasa saturada. Su colesterol total era elevado, sí, pero sus arterias estaban limpias, sus cuerpos eran fuertes y los infartos simplemente no existían. El grupo B, en cambio, redujo el coco, abrazó el pan, el azúcar y la vida sedentaria, y en pocos años comenzaron a engordar, a enfermar y a morir del corazón, incluso con cifras de colesterol más bajas que las de sus primos isleños. El mensaje era incómodo: el problema no era el colesterol, sino el terreno metabólico en el que este operaba. A veces olvidamos que los números son solo una parte del relato y que no es el número el que enferma. Entonces, terminamos tratando como enfermo a quien, en realidad, está extraordinariamente sano.

En síntesis, el verdadero peligro no es la formación placa por sí sola, es el entorno, *la condición del* terreno.

Dos casos, más allá de los números

Sin perder de vista toda la información que te he dado al inicio de este quinto capítulo, analicemos las historias de Roberto y Magda. A primera vista, si nos basáramos solo en la cifra del colesterol total de sus exámenes, pensaríamos que sus diagnósticos son similares. Si los revisamos en profundidad, descubriremos las enormes diferencias. No miremos una foto, observemos todo el álbum.

ROBERTO, 50 AÑOS; EL INFARTO ANUNCIADO

Trabaja como contador público, se alimenta de manera descuidada, duerme poco y no para de trabajar. Estas son las pruebas que lleva al consultorio.

—**Colesterol total:** 190 mg/dl (*menor de 200, una cifra, en apariencia, alentadora*)

—LDL **("colesterol malo"):** 110 mg/dl (*levemente elevado*)

—HDL **("colesterol bueno"):** 42 mg/dl (*levemente bajo*)

—**Triglicéridos:** 180 mg/dl (*elevados*)

Su médico le dice: "En general estás bien, tienes un poco altos los triglicéridos, pero no veo nada realmente grave".

LOS MARCADORES COMPLEMENTARIOS

Si miramos más allá del perfil lipídico, el organismo de Roberto está diciendo otra cosa. Su PCR ultrasensible está en 3,2 (alta inflamación). Su insulina en ayunas marca 17 (elevada). Su glucosa, 94 (elevada). Su cintura mide 105 centímetros (creció en los últimos meses). Tiene hígado graso leve, duerme cinco horas y vive con estrés crónico.

Lo que no muestran las primeras pruebas de laboratorios es que Roberto está inflamado y tiene hiperinsulinemia, el terreno perfecto para que su endotelio se desgaste, el LDL quede atrapado en él y comience la aterosclerosis. Su supuesto "colesterol normal" esconde un metabolismo que perdió el balance.

Riesgo real de infarto: alto.

Sumatoria de factores: inflamación + insulina alta + triglicéridos elevados + HDL bajo.

Roberto, más que una pastilla,
necesita una reconstrucción completa del terreno.

MAGDA, 54 AÑOS; EL FALSO RIESGO

Es diseñadora gráfica, *freelancer*, tiene buenos hábitos. Trasnocha muy de vez en cuando para cumplir con las fechas de las entregas finales de sus proyectos. Estos son los exámenes que le muestra al doctor.

—**Colesterol total:** 245 mg/dl (*algo elevado de acuerdo con los niveles generales establecidos*).

—LDL (**"colesterol malo"**): 160 mg/dl (*elevado*).

—HDL (**"colesterol bueno"**): 72 mg/dl (*en orden*).

—**Triglicéridos:** 68 mg/dl (*en orden*).

Al final de la cita, sin indagar mucho por su estilo de vida, el médico que la examina decide que lo más conveniente es recetarle estatinas "para bajar el colesterol". Magda se preocupa.

LOS MARCADORES COMPLEMENTARIOS

Cuando hacemos un análisis más juicioso de su caso, el diagnóstico cambia. Magda, en general, duerme bien, camina una hora todos los días, hace ejercicios de respiración, escribe en su diario personal, elige comida de verdad (sí, a veces se come un postre). La medición de su PCR ultrasensible es de 0,4 (condiciones óptimas), su insulina está en 3,2 (normal), la glucosa en 78 (bien), su HOMA-IR es de 0,6 (sin problemas), su ApoB (el conteo de buses en sus autopistas) marca 80 (al límite, sin riesgo), su Lp(a) —el factor genético— está en 15 (bien), y no hay inflamación ni resistencia a la insulina.

Riesgo real de infarto: bajo.

Según los "números" del colesterol total, Magda debería preocuparse. Sin embargo, al llevar su vida más allá del papel y entender sus rutinas, cualquier especialista comprendería que su sistema está en equilibrio. Su césped está intacto, sus arterias son flexibles, en su cuerpo no hay incendios. En su biología el *coles* cumple el papel de transporte y reparación; no representa un peligro.

Aunque las cifras del colesterol total no sean muy diferentes entre Roberto (190 mg/dl) y Magda (245 mg/dl), las diferencias las marcan sus hábitos y decisiones de vida. Por eso el primero tiene señales de inflamación, alto nivel de estrés, insulina desbocada, autopistas desgastadas, metabolismo afectado, mientras que la segunda conserva el balance metabólico y unas arterias sanas y alegres. En Roberto hay una tormenta. En Magda el cielo está despejado y en sus playas se aprecia esa abundante espuma de mar.

No es el colesterol el que pone en riesgo nuestras vidas,
el riesgo siempre dependerá del terreno por donde circula.

La tabla complementaria

Te dejo la guía breve de las pruebas que, sumadas al perfil lipídico, les darán a ti y a tu médico un amplio panorama sobre tu estado de salud.

Categoría	Qué mide	Valor ideal o rango óptimo	Qué significa si está alterado
ApoB	La cantidad de partículas que transportan colesterol (buses)	Menor de 80 mg/dl	Más tráfico, más riesgo de retención
Lp (a)	Las partículas de LDL que tienen el remolque pegajoso	Menor de 30 mg/dl	Riesgo genético, más trombosis
Triglicéridos / HDL	El equilibrio entre el transporte y el servicio de limpieza	Menor de 2	Si es mayor de 2, resistencia a la insulina
PCR	La inflamación de bajo grado	Menor de 1 mg/l	Endotelio inflamado, riesgo vascular
Homocisteína	El estrés oxidativo endotelial	Menor de 10 µmol/l	Riesgo de rigidez arterial
Insulina ayunas	El reflejo del estado metabólico	Menor de 8 µlU/ml (ideal menor de 5)	Resistencia a la insulina, hígado graso
HOMA-IR	La sensibilidad a la insulina	Menor de 1,5	Predice el riesgo metabólico oculto
HbA1c	El promedio de glucosa en sangre en los últimos 3 meses	Menor de 5,3 %	Resistencia a la insulina o prediabetes
GGT / ALT	La salud hepática y la oxidación	GGT menor de 20 / ALT menor de 25 en hombres; menor de 20 en mujeres.	Hígado graso o estrés oxidativo
Ferritina + PCR	El fuego inflamatorio crónico	Ferritina menor de 200 + PCR menor de 1 mg/l	Inflamación persistente o silenciosa

La historia en detalle

Las pruebas de laboratorio son nuestras amigas. Las pruebas de laboratorio no mienten, sus números son ciertos, pero estos números no pueden ser estudiados de manera aislada porque estarán contándonos solo un pedacito de la historia y no nos permitirán comprender el gran relato. Las pruebas de laboratorio son datos; nuestro cuerpo es el contexto.

1. Quiero que comprendas que si los niveles de tu colesterol total son altos, pero los demás marcadores están bien, tu organismo no está cerca de la despedida; todo lo contrario, su funcionamiento es óptimo.

2. De otro lado, si tu medición del colesterol está dentro de los rangos establecidos y luce "normal" o "bajo", pero las pruebas de PCR, insulina y triglicéridos están altas, significa que dentro de ti se está encendiendo el fuego de la inflamación crónica.

3. Un LDL elevado en un organismo inflamado es peligroso. En cambio, un LDL elevado en un cuerpo en buenas condiciones puede estar ejerciendo labores de protección.

4. Recuerda a la "reina", no la descuides: una insulina elevada, aunque tu medición de glicemia luzca normal, es una alarma temprana que no puedes ignorar.

Una vez más, la carretera

Las autopistas de nuestro organismo son las arterias.

Su césped protector (o su espuma de mar) es el glicocálix. Su tapiz, el endotelio.

Las lipoproteínas son los buses que transportan *coles* y *triglis*.

El ApoB te dice cuántos de ellos transitan por los caminos.

La Lp(a) te explica cuántos tienen remolques peligrosos.

La PCR te indica si está lloviendo o hay un incendio en la carretera.

La insulina te avisa si los semáforos están funcionando.

Y el hígado te cuenta si el tráfico se está desviando por calles alternas.

No se trata de cerrar las carreteras, sino de mantenerlas limpias, fluidas y muy bien señalizadas. Esa es la diferencia.

CAPÍTULO 6

Prevención inteligente

El árbol azotado por el viento

El arte del bonsái —que nació en China, se hizo popular en Japón y luego ganó reconocimiento en el mundo occidental— es una de las disciplinas que más atesoro. El término significa "árbol en bandeja". Y es eso, claro: un pequeño árbol, con su propio y perfecto ecosistema, plantado en una maceta. Los hay de interior o exterior, los hay de diversos tamaños (Shito, Mame, Shohin, Omono), de diferentes estilos (Yanzhoy, Sichuan, Penjing, Kengai), de diversas especies (ficus, roble, jacaranda, buganvilla, cerezo japonés) y todos nos sirven como metáforas de vida.

Esta práctica hace parte de mis días desde hace muchos años. Me ayuda a conectar con el momento presente. Me obliga a aminorar la marcha. No hay prisas cuando estoy con mis bonsáis. Riego su tierra si se ha secado. Podo con cuidado sus ramas si ha llegado el momento. Encuentro para ellos el mejor lugar de la casa, reviso si necesitan más sombra o más luz, o todo lo contrario, menos sombra, menos luz. Es un ejercicio de observación y cariño.

Hay un estilo que me interesa mucho, el Fukinagashi, que emula la forma de un árbol barrido (o azotado) por el viento. Sus raíces están bien aferradas a la tierra, su tronco ha crecido en curva ante la impiedad de los vendavales, sus ramas alargadas se han extendido horizontales, casi paralelas al suelo, siguiendo la dirección de las fuertes ráfagas, y de ellas cuelga su follaje que, de manera terca, se resiste a la gravedad. Sobre la playa en California, hay muchos árboles que son el reflejo de este fenómeno que no me canso de admirar.

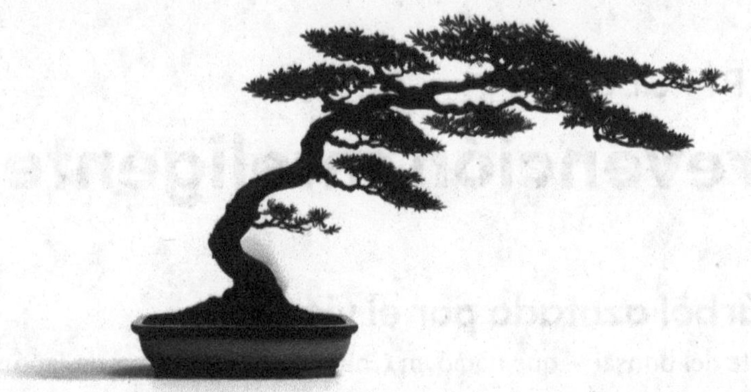

Es una imagen hermosa, de perseverancia y resistencia. O una imagen dramática: quizá la caída esté cerca. Todo depende del observador. Uno despistado, que lo mira de lejos, podría pensar que ese árbol encorvado está enfermo y a punto de ser vencido. Otro más avezado se negará a sacar conclusiones apresuradas, querrá verlo de cerca, tocarlo, admirarlo, revisar su terreno, comprender su naturaleza y comprobar que aquel árbol es un ejemplo heroico de adaptación al medio (al estrés).

Este último es el nivel de observación que exigen nuestros pacientes cuando revisamos sus síntomas y sus historias clínicas; es el nivel de detalle necesario para entender que la curvatura de aquel árbol es un mecanismo de defensa, una respuesta, un escudo de protección, y no una señal de desgracia. El análisis de nuestra salud demanda el cuidado del segundo observador. Este ejemplo, que he usado durante años, también se lo he escuchado a mi buen amigo el doctor Larronde.

Eso es lo que te propongo en estas páginas finales. Con todo lo que has aprendido, quiero que afines la observación, no solo de los exámenes que te ordenen; **hablo de la observación de tus rutinas, tus hábitos, tus maneras de vivir, de sentir, de pensar y del terreno.**

El árbol del ejemplo permanece fuerte y en pie porque sus raíces están sanas. Su estructura reverdece, a pesar del impetuoso viento. Pero ¿cuánto tiempo resistiría el mismo árbol, si le faltan nutrientes, si hay desgaste en sus raíces, en su tronco, y además ha crecido sobre un terreno inestable? En esas condiciones hasta una tenue brisa lo derribaría. Sería un árbol infartado que ya no puede repararse.

A tu organismo le pasa lo mismo: no quiere provocarte un episodio cardiovascular, pero si está inflamado por dentro, no podrá repararse. La buena noticia es que, si le prestas atención, si lo "riegas" y revisas si necesita un poco más de sombra o un poco más de luz, lograrás que se regenere. Las primeras en alegrarse serán tus arterias, que son tejidos vivos capaces de restaurarse, limpiarse y volver a florecer.

Pues bien: de eso trata este capítulo, de cómo cuidar tu glicocálix, tu endotelio, tu metabolismo, con pequeñas acciones diarias, simples y profundamente efectivas. Así cuidas el árbol; así no te tumba ni el viento más fuerte.

Los siete pilares

Como lo expliqué de manera detallada en *Antiestrés* (2024), estoy convencido de que nuestra salud está soportada sobre siete pilares principales.

1. **La alimentación:** la comida que llevas a tu boca día a día es la fuente de energía e información más importante que recibe tu cuerpo. Es la savia que permite que crezcan tus ramas, tus flores, tus frutos. Si los comestibles que llevas a tu mesa no son reales, son

productos industriales azucarados y de mentiras, estás estropeando tu propia vida desde la raíz.

2. **El ejercicio:** tu cuerpo fue diseñado para moverse y asumir retos de fuerza y resistencia. Tantas horas de cama, silla y sofá solo te oxidan por dentro. Lo ideal sería que practicaras rutinas cardiovasculares (caminar, trotar, nadar...), combinadas con levantamiento de peso, y prácticas de flexibilidad (yoga) y agilidad (voleibol, tenis, fútbol). El movimiento es bienestar.

3. **La meditación y la respiración:** a estas prácticas puedes sumar la oración, si así lo deseas. Ninguna excluye a la otra. Todas contribuyen a fortalecer el pilar de tu vida espiritual, que consiste en aprender a conectarte plenamente con el momento presente, buscar un tiempo de relajación y, literalmente, tomarte un respiro. Esto será un alivio para tu sistema nervioso.

4. **El sueño:** dormir es uno de los grandes regalos de la vida, y el que mayor repercusión tiene en nuestro bienestar físico y mental. Si no duermes las horas necesarias (entre siete y nueve), tu organismo jamás tendrá el tiempo requerido para las labores de recuperación, desintoxicación y restauración. No dormir, para intentar ser más "productivo", es el peor castigo para tu biología.

5. **Las relaciones:** la forma en la que te relacionas con los demás (tu pareja, tu familia, tus compañeros de trabajo, los vecinos) es un reflejo de la relación que tienes contigo mismo, del universo de creencias e

interpretaciones que has construido desde la niñez. ¿Te has tomado un tiempo para reflexionar sobre el tema? ¿Para revisar tus emociones? ¿Para entender mejor por qué les pegas patadas a las puertas cada vez que pierde tu equipo de fútbol? Mirarnos hacia adentro, abrazar nuestros vacíos, perdonar nuestras rabietas, creer en el cambio, es fundamental para sanar. No se cura el cuerpo sin curar el interior.

6. **La disciplina:** nuestra salud depende, sin duda, de la construcción de buenos hábitos que persistan en el tiempo. Crear esos hábitos —comer mejor, salir a trotar, respirar cinco minutos en la mañana, sonreír, agradecer, controlar las horas que desperdicias en las redes sociales— toma cierto tiempo, pero cuando lo consigues, con el paso de las semanas, los meses o los años, tu vida cambia para siempre. Y no vas a querer dejarlos nunca.

7. **La "desintoxicación":** se trata de alejarte de todos los tóxicos que comes, respiras, te aplicas, te untas o enfrentas a diario. Los químicos sospechosos incluidos en las cremas de afeitar y las faciales, el champú, ciertos perfumes, los detergentes; los plaguicidas, algunos colorantes y edulcorantes, los rastros de mercurio, cadmio, arsénico, cobre que metes en tu boca. Revisa muy bien, lee las etiquetas de los productos que llevas a casa, evita esos elementos sospechosos que, con el paso del tiempo, pueden ser disruptores hormonales y afectar la salud de toda tu familia. También aprende a dejar atrás a las personas tóxicas, las que te maltratan, te anulan, te manipulan, te impiden crecer.

SIETE PILARES DE LA SALUD

Ejercicio
Alimentación
Meditación
Disciplina
Tóxicos
Sueño
Relaciones

Todas las soluciones que te presentaré de aquí en adelante se desprenden de esos siete pilares.

Las buenas grasas

Sé que es la frase que más he repetido en mis libros, videos, conferencias y en las charlas con mis pacientes, y la seguiré repitiendo hasta mi último respiro: **cada trozo de comida que llevas a tu boca es información vital o motivo de enfermedad para tu organismo.** La salud empieza por nuestra buena alimentación, y la alegría o la tristeza de nuestras arterias también.

—Bien, doc, esperaba con emoción que llegáramos aquí. Cuéntame qué comidas debo *quitar* de mi mesa.

—Piensa, mejor, qué comida te ayuda a *construir* un cuerpo sano.

—Vale. Entonces dime, paso a paso, cuál es el menú especial contra la tal *hipercolesterolemia*.

—No existe ese "menú", pero sí existe una manera sensata de comer para que tu césped, tu tapiz, tus autopistas y hasta tu espíritu estén saludables.

—Me imagino que no podré volver a comer chicharrón. Estaré condenado a la lechuga y la berenjena.

—¡Falso! Y depende del chicharrón, y de cómo haya sido preparado.

—Pues, frito, en aceite de girasol o canola, que son tan sanos.

—Iba a comenzar por las proteínas, pero ya que hablaste de los aceites, vayamos a ellos.

Lo mencioné muchas páginas atrás: los lípidos se dividen en varios grupos, pero para nuestra comprensión te hablaré solo de dos: ésteres (a los que pertenece el colesterol) y ácidos grasos, en los que hallaremos las grasas saturadas, que *no* son las "únicas" culpables de los infartos, como las de coco y el cacao; las grasas monoinsaturadas, como las de los olivos o el aguacate, y las poliinsaturadas, como las de los omegas (3, 6, 9, etc.). Todas ellas son *grasas saludables*, que deben formar parte de tu dieta.

Solo recuerda que cualquier alimento saludable que sea consumido de manera desmedida dejará de ser saludable. El aceite de oliva extravirgen es magnífico, pero si tus ensaladas parecen una laguna amarilla por su exceso, no será una buena información para tu cuerpo. Lo mismo pasaría con el consumo de arándanos, que son excelentes antioxidantes: si te comes tres cajas de una sola sentada, solo habrás logrado enfadar a la insulina y desequilibrar tu biología. Todo tiene su "dosis".

Regreso al tema central: los aceites. Tres siglos atrás, en Estados Unidos, las grasas animales se utilizaban para diferentes fines. El aceite de ballena se usaba como combustible para encender las lámparas de los hogares e incluso como cera para las velas. La grasa del cerdo era muy valorada para la fabricación de jabones. Eran materias primas necesarias, pero costosas, para un mercado que no paraba de crecer.

Aceite para lámparas (y para tu mesa)

En 1837, dos empresarios muy listos, el inglés William Procter y el irlandés James Gamble, decidieron unir fuerzas y fundaron en Cincinnati una pequeña compañía (hoy un imperio) productora de velas y jabones. Para que su proyecto fuera rentable debían encontrar un pronto reemplazo a las caras grasas animales. No tardaron en hallarlas en el reino vegetal, con las que lanzaron exitosos jabones para lavar platos.

No me quiero alargar. La dupla insistía en la búsqueda de una materia prima más barata y descubrieron una semilla que, aunque también sería esencial para encender lámparas y hallaría su lugar en la industria cosmética, tendría más influencia en el mundo gastronómico (aunque esa no fuera su intención). En 1910, la propia empresa comunicaba la creación de "un producto alimenticio compuesto por (...) aceite de semilla de algodón, parcialmente hidrogenado y endurecido hasta formar un semisólido homogéneo de color blanco o amarillento, muy similar a la manteca de cerdo".

Para 1911 su marca, que tenía un nombre similar al de Cristo (reemplaza la T por una C) era publicitada en diarios como *The Washington Post*. Desde entonces ardió Troya. Buscando un aceite para jabones nos dieron un aceite de cocina. Un cabezazo del mundo del *marketing*. Toda la historia la cuentan en detalle los autores Tyler Graham y Drew Ramsey en el libro *The Happiness Diet* (2012).

La avalancha de los aceites vegetales, y sus primas las margarinas (un producto mutante para untar, también fruto de la hidrogenación y fuente de grasas trans), no ha parado de crecer desde entonces. Incluso, como se ha revelado en varios artículos, su expansión habría contado con el aval de la American Heart Association (Asociación Estadounidense del Corazón), que culpó a las grasas saturadas por el aumento de episodios cardiovasculares (hoy se sabe que fue un error), sugirió que los aceites vegetales eran más saludables (otra equivocación) y, además, habría donado dinero a esta industria (no hay claridad total al respecto).

Hice este resumen histórico para darte algo de contexto y decirte: los aceites vegetales de maíz, canola, girasol, palma refinada y soya, y sus primas las margarinas llenitas de hidrógeno, debido a su naturaleza química, a su proceso de creación, no son lo que tu cuerpo necesita. Y mucho menos cuando los aceites se recalientan una y otra vez, preparación tras preparación, porque de esta manera se aumenta su potencial de oxidación y de generar residuos tóxicos secundarios.

"No contiene colesterol"

Cocinar con ellos, con el paso del tiempo, solo traerá un desequilibrio entre tus niveles de omega 3 y omega 6. Estos deberían conservar una relación de 1:1, máximo de 1:2; sin embargo, por cuenta del elevado consumo de estos aceites, se estima que esa proporción es de 1:25 en el nuevo siglo. Un apremiante desbalance. Los estudios recientes indican que el factor de riesgo no es el exceso de omega 6 por sí solo: es el exceso de este, frente a una deficiencia de omega 3; es ahí donde salta la chispa que puede encender la inflamación crónica y la subida del *coles*. Ese es el peligro.

> **En la publicidad, para que estemos tranquilos, nos dicen que dichos aceites "vegetales" y esas margarinas son saludables porque "no contienen colesterol". ¡Pues claro que no! No pueden contenerlo porque ninguno de ellos proviene del reino animal. El teclado con el que escribo estas líneas tampoco contiene colesterol, ¡genios!**

Estos aceites los encontrarás en la mayoría de los productos ultraprocesados (pastelitos, salsas, aderezos, congelados) que te ofrecen en los supermercados con ofertas de paga uno lleva tres. Tú no lleves ninguno. Incluso forman parte de muchos helados o de granolas de baja calidad.

Los aceites que sí deberían estar siempre en tu casa son el de oliva virgen o extravirgen: revisa que no diga "con oliva", porque eso significa que está mezclado, rendido, con otros aceites; el de coco, que resiste muy bien las elevadas temperaturas; el de aguacate, un poco más amargo, algo más costoso, y también con alto punto de humo. Olvídate de las margarinas. La mejor opción será la mantequilla clásica, la de toda la vida, o el *ghee* (mantequilla clarificada), que incluso puedes preparar en casa. Eso sí, con el aceite de coco debes recordar que sube un poco el LDL. Por eso, algunos pacientes con LDL muy elevado por problemas genéticos, u otros contextos, no se benefician demasiado con él. Pasa lo mismo con la mantequilla. Pero si este no es tu caso, no te preocupes.

Todas las anteriores son estupendas grasas saludables, y a ellas debes sumar las contenidas en los frutos secos, el cacao, el omega 3 de los pescados o los suplementos (libres de mercurio y que contengan EPA+DHA), o provenientes de fuentes vegetales como la linaza. Ellas no deben faltar en tus platos. Nuestras células las necesitan. Las grasas saludables son fuente de energía para el organismo, materia prima esencial para el cerebro y claves en la síntesis hormonal; protegen nuestras autopistas, su césped y su tapiz de la inflamación, y reducen los *triglis*. No les temas. Conócelas, disfrútalas, son tus aliadas.

No he olvidado tu pregunta sobre el chicharrón. Claro que puedes comerlo si proviene de una buena fuente, si lo compras en un lugar que vende carne porcina de calidad. Será innecesario que lo lleves a la sartén y lo sumerjas en aceites para lámparas o para jabones —sabes de qué hablo—; al horno estará genial. Así lo preparo yo, y queda delicioso. Y si un día tienes unas ganas aterradoras de papitas fritas, pues dale; calmas el antojo y luego retomas tu dieta habitual. Fue una vez. Sin culpas. Con conciencia y constancia en los buenos hábitos.

La sociedad del postre

Sí, te hablaré del azúcar. Porque te gusta el azúcar, ¿no? Bueno, *nos* gusta el azúcar. Nuestro cerebro se vuelve loco con la "dama blanca" y siempre va a querer más. Ella es otra de esas protagonistas tóxicas que debilita tu sistema arterial. Te he dicho en varios momentos de este libro que se encuentra en casi toda la basura ultraprocesada (la *no*-comida fabricada por la industria alimentaria), en los panes, los *croissants*, los cereales de paquete, las tortas, los *muffins*, las donas, las gaseosas, los siropes, los jarabes, las jaleas, las mieles, los "sueros" hidratantes y… ¡los jugos de fruta! Que no son saludables porque contienen la fructosa y la glucosa de muchas frutas coladas y/o licuadas; es demasiada azúcar.

¿Te gusta la mandarina? Perfecto, cómete una, casco a casco, en su "empaque natural", con su fibra. Así el cuerpo la podrá tolerar. En jugo se convierte en un veneno. Haz lo mismo con cualquier fruta.

El azúcar inflama. El azúcar es una patada para tu glicocálix. No olvides la triste secuencia que comienza con una dulce sobredosis:

1. Tu cuerpo detecta que hay demasiada glucosa en su territorio, entonces le pide a la insulina que se encargue de distribuirla entre las células.

2. La marea azucarada es tan grande que ni el trabajo dedicado de la "reina" logra que las células la absorban en su totalidad; se han llenado de "energía", se han quedado sin espacio.

3. El dulce excedente irá a parar al hígado, que lo convertirá en grasa, es decir, energía que se podrá usar después.

4. Si esa descarga de azúcar es crónica y permanente, se creará un desorden metabólico, los triglicéridos subirán, los pequeños buses de LDL aumentarán en número en las vías y los buses de limpieza HDL se quedarán cortos en su labor.

5. Dicho en el lenguaje de la calle: "Tanta azúcar se convierte en llamas". En "michelines", en "llantitas". En autopistas averiadas. En placa. En riesgo cardiovascular. Qué dulzura, ¿no?

Y no, por enésima vez: el culpable del infarto no habrá sido el chicharrón, que comiste en dos ocasiones, en porciones pequeñas, en el último mes.

La nueva pirámide

En medio de las guerras, la violencia diaria, los fiascos políticos, la corrupción, los aceites para jabones, los cereales del tigre y sus amigos, el mundo parece un espacio difícil de habitar (y de "tragar"). Pero hoy, a pocos días de entregar el manuscrito definitivo de *Tu amigo el colesterol*, he visto una noticia que me llena de esperanza. Me hizo recordar una las principales razones por las que comencé a escribir estos libros: decir en voz alta que la pirámide alimentaria, que durante décadas nos ha servido de referencia nutricional, tiene incontables fallas y ha llevado a millones de personas al ataúd. Detrás de ella se esconden los intereses de muchas multinacionales del sector.

El titular que a principios de 2026 me hizo abrir los ojos como un personaje de caricatura informaba sobre la nueva pirámide nutricional aprobada por el Departamento de Agricultura de Estados Unidos (USDA). Pensé, en principio, que me llevaría una desilusión; supuse que sería otro triangulito lleno de harinas y pasta. ¡Fallé! Y quiero celebrar contigo esa equivocación. Antes de presentarte la nueva propuesta, te doy una base histórica breve. No me tomará más de un párrafo, lo prometo.

En 1958 el biólogo estadounidense Ancel Keys presentó *El estudio de los siete países*, un documento que sería la semilla (mala) para que cambiáramos nuestros hábitos alimentarios. En síntesis, a partir de sus hallazgos, el autor recomendaba dejar de lado las grasas, a las que culpaba de los eventos cardiovasculares, y basar nuestra dieta en los comestibles que nos daban energía; es decir, los carbohidratos. Harinas blancas, pastas, cerealitos dulces y sus demás compinches. Su investigación sentaría las bases de las pirámides nutricionales de las siguientes décadas, incluyendo la de 1992 que, como verás en el gráfico, sugiere una bajísima ingesta de grasas (sin explicar muy bien cuáles) y un alto protagonismo de *carbs* inflamatorios.

LA VIEJA PIRÁMIDE

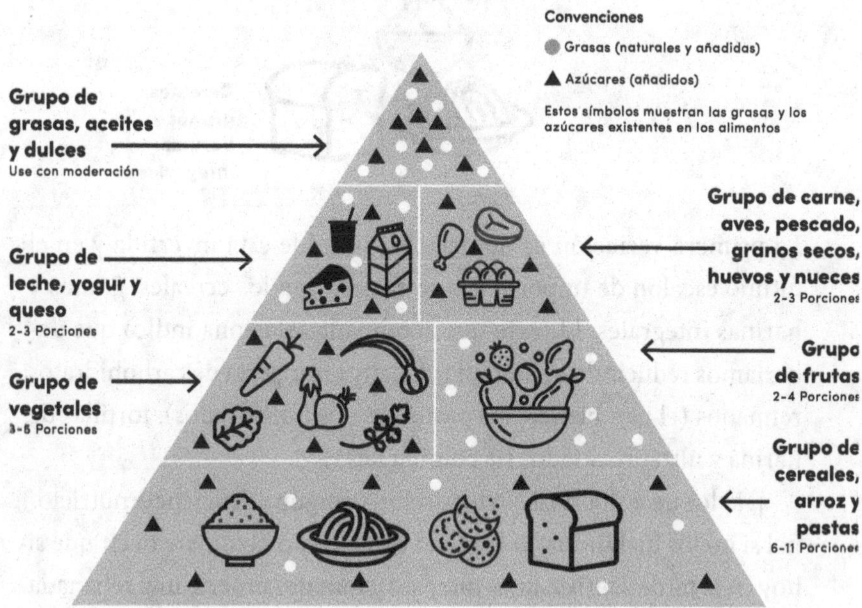

Es cierto que con el paso de las décadas hubo ajustes e intervenciones en este esquema alimentario, pero el más profundo se acaba de presentar en enero de 2026. Y lo celebro. Te presento la nueva pirámide, cuyo eslogan es "*Eat Real Food*" (Come comida de verdad). Mírala bien. De inmediato profundizaré en los cambios más importantes porque tienen una relación muy estrecha con este libro y con la nutrición que te propongo para mantener tus autopistas despejadas.

LA NUEVA PIRÁMIDE

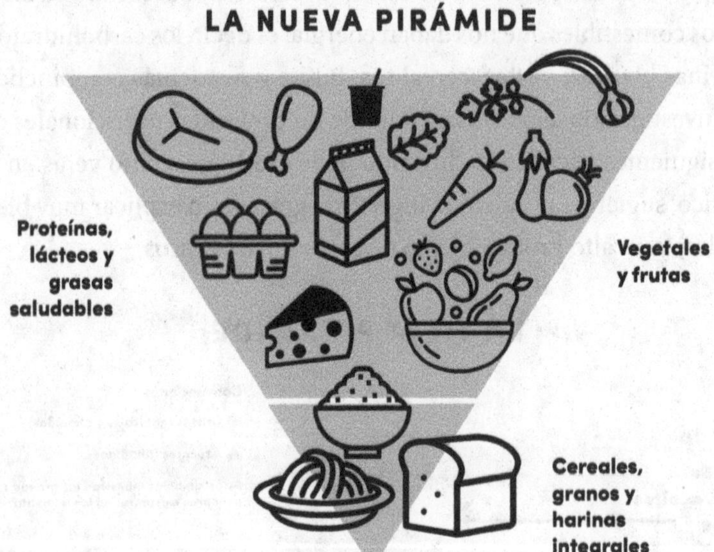

La primera variación es notoria, la pirámide está invertida y en el último escalón de importancia se encuentran los cereales, granos y harinas integrales. El texto que acompaña esta zona indica que deberíamos reducir de manera significativa la ingesta de carbohidratos refinados (el pan blanco, los pastelitos, los hojaldrados), tortillas de harina y ultraprocesados (la comida falsa).

¡No los necesitamos! No tendremos ninguna deficiencia nutricional si no los incluimos en el menú diario. Esto no quiere decir que si hoy en la tarde sentiste unas intensas ganas de comerte una rebanada de pan de masa madre no lo puedas hacer. Lo que sí hará la diferencia es que no lo consumas todo el tiempo, ni todos los días, y que no lo uses para reemplazar la comida que sí necesita tu cuerpo (un trozo de salmón, digamos).

Habrás notado, también, que en el nivel de máxima importancia de la nueva pirámide se hallan las proteínas, los lácteos y las grasas saludables, complementados por las frutas y los vegetales. Así es, sin duda: de eso se trata nuestra alimentación. No hay helados, no hay donas, no hay yogures *light* de colores llenos de azúcar que envenenan a nuestros hijos, ni pasabocas de paquete de forma triangular y sabor picante.

Te lo digo desde el conocimiento, el estudio, la investigación y la observación con mis pacientes. Quienes llevan una dieta basada en vegetales y proteínas, acompañadas de grasas saludables, y con muy poquitos almidones y harinas (o incluso sin ellos) son los que presentan una mejor salud. No es ningún secreto.

Podría hacer un análisis mucho más extenso y crítico sobre esta nueva pirámide que, supongo, también debe tener "consejeros secretos" de la industria o el ámbito político a la sombra, pero me quedo con el mensaje principal: *come comida de verdad*. Y que este mensaje se envíe desde los Estados Unidos, el imperio mundial de las hamburguesas y las gaseosas, lo hace aún más potente.

Proteínas, ¿cuántas y cuáles?

Durante años, ciertos nutricionistas, médicos y algunos de mis más fieles *haters* en las redes sociales —donde el odio prospera más que el amor— me tildaron de irresponsable por mi postura ante el consumo de proteínas, postura que no es nada "original" o "singular". No es una ocurrencia "jaramillística". Es lo que también recomiendan, desde hace un buen tiempo, muchos de mis maestros, entre ellos el reconocido doctor Mark Hyman, autor de *Come grasa y adelgaza* (*Eat Fat, Get Thin*, 2016). Te lo explico más adelante, después de refrescar tu memoria nutricional.

Son tres los macronutrientes que deben componer nuestro menú diario: las proteínas, las grasas saludables y los carbohidratos (especialmente los vegetales).

Aunque todos son relevantes, las que dan soporte a tu existencia son las *protes*; ellas te permiten vivir porque les dan estructura a tus células. Por eso debes construir tus platos a partir de ellas. Te hago un repaso breve sobre el tema (al que puedo dedicarle un seminario entero).

a. Hoy te levantaste, caminaste, respiraste, corriste, fuiste al gimnasio a mover esos fierros, pensaste, amaste, le ganaste la batalla a un resfriado; todo eso gracias a la estructura que te proporcionan las proteínas.

b. Las hay de origen animal y vegetal.

c. Las encontramos mayoritariamente en las carnes y los órganos de las aves, las reses y los cerdos; en los pescados y los mariscos; en los lácteos de las vacas, las cabras, las ovejas, y en menor cantidad en los fríjoles, las lentejas, los garbanzos, las arvejas, la soya (en presentaciones como el tofu o el edamame), la coliflor, las espinacas y el brócoli. También las hallamos en los frutos secos, como las almendras, los marañones, las nueces o las semillas de ajonjolí, entre otras numerosas fuentes.

d. Las proteínas del reino animal contienen todos los aminoácidos esenciales, que son los que tu cuerpo no puede producir (por eso tienes que obtenerlos a través de tu dieta). Llamémoslas "proteínas completas". Las *protes* del reino vegetal, salvo algunas excepciones (entre ellas la soya y la quinua) son "incompletas".

e. Si eres vegano o vegetariano atiende muy bien las indicaciones de tu nutricionista para lograr, mediante la combinación de los ingredientes, un plato con el aporte proteínico más completo. Seguramente, con el paso del tiempo, tendrás que utilizar ciertos suplementos para que tu cuerpo no genere deficiencias.

f. Siempre diré que lo ideal es combinar lo mejor de los dos reinos, el animal y el vegetal. Sin riñas, sin dudas. En un plato de comida no puede haber odio.

g. Si no le das a tu cuerpo la cantidad de proteína que requiere, puedes sufrir de sarcopenia, afección caracterizada por la pérdida de fuerza y masa muscular. Además, afectarás tu sistema inmune y tu cerebro. Sin proteínas nada bueno va a crecer en tu interior. Las que sí pueden crecer son las enfermedades.

h. A tu insulina le caes muy bien cuando consumes la cantidad de proteína necesaria y además vas al gimnasio a estimular tus músculos. Un cuerpo con mayor masa muscular tendrá más espacio para guardar glucosa, y será una gran protección contra la diabetes tipo 2.

i. Si las proteínas les dan fuerza, desarrollo y regeneración a tus músculos y a tus órganos, pues ese estado de bienestar se sentirá también en tus autopistas, tu césped y tu tapiz.

Ahora, ¿qué cantidad de proteína debemos consumir a diario para tener nuestro cuerpo en estado ideal? Desde hace años sostengo que, por lo menos 1,5 gramos de proteína por cada kilo de nuestro peso. Por esa postura que, como te reitero, es defendida por muchos otros especialistas, me han tildado de loco y de irresponsable: "Esa teoría suya causa daño renal", decía un *hater*. Bueno, al parecer no estaba tan loco, porque las recomendaciones de la actual pirámide nutricional, la de 2026, hablan de entre 1,2 y 1,6 gramos de proteína diaria por cada kilo de peso.

¿Cómo trasladar eso a tu mesa? ¿Cómo pasar de la teoría a la cotidianidad? No es muy complicado. Hagamos un ejemplo con una pechuga de pollo. Iré paso a paso; la explicación inicial es la más importante de todas.

1. Una cosa es lo que pesa el alimento (en este caso tu pechuga de pollo) y otra bien distinta es su contenido real de proteína. No lo olvides.

2. Digamos que esa anhelada pechuga, compuesta por *protes*, fibra y grasa, pesa 100 gramos. ¿Cuánta proteína real, efectiva, verdadera hay en ella, de acuerdo con las tablas nutricionales? Toma nota: 23 gramos.

3. En otras palabras, al comerte una pechuga de 100 gramos, solo le estás aportando a tu cuerpo cerca de 25 gramos de proteína real. ¿Lo tienes? Si habláramos de 100 gramos de carne de res, el aporte sería de 26 gramos; 100 gramos de queso de cabra te darían 16 gramos de proteína; 100 gramos de lentejas guisadas te brindarían 6 gramos reales de *protes*; un huevo contiene cerca de 6 gramos. En internet

podrás encontrar fácilmente todos esos valores, de fuentes animales y vegetales.

4. Si pesas 78 kilos, y sabes que debes consumir, como mínimo, 1,5 gramos de proteína real por cada kilo, con una multiplicación bastará para saber cuál debería ser tu aporte proteínico diario: 78 x 1,5 = 117.

5. Eso quiere decir que cada día tendrías que darle a tu cuerpo 117 gramos de proteína real. No es tan complicado, tienes tres comidas (desayuno, almuerzo y cena) para lograrlo.

6. Y ya sabes que esos 117 gramos no los conseguirás, simplemente, llevando a tu mesa un trozo de filete que tenga ese mismo peso. Con un poco de práctica esa sumatoria, que hoy te parece difícil, se convertirá en rutina, y te traerá más salud.

Come muchos carbohidratos (de estos)

Me pareció divertida esta frase. Sentí que estaba creando uno de esos titulares sensacionalistas típicos de las redes sociales que fomentan el *clickbait* (publicidad engañosa). La gran diferencia es que en estas líneas solo hay verdad. **Sí, come muchos carbohidratos. Y cuando hablo de ellos hago referencia a los vegetales,** no a los promontorios de arroz, papa o yuca que suelen invadir los almuerzos y las cenas.

a. Los vegetales son ricos en micronutrientes (vitaminas y minerales) y fitonutrientes, que son exclusivos de esta familia alimentaria; no los hallarás en las carnes o las grasas.

b. Los vegetales, además, contienen fibra, que servirá de alimento para las regias bacterias de tu flora intestinal (la microbiota), contribuirá con la regulación metabólica, el control de la inflamación y la gestión de los lípidos, y será muy eficiente para frenar la velocidad de absorción de la glucosa, evitará que haga picos (subidas) que desquicien la insulina. Una de mis pacientes lo describía así: "Con la fibra mi panza es feliz; sin ella hay un atasco dentro de mí". Suscribo. Obvio, aplica, también, para la fibra de las frutas (las que muerdes, no las que licúas).

c. El brócoli, la col, la espinaca, la acelga, la remolacha, la coliflor, la calabaza, la berenjena, las judías verdes (habichuelas), son muy buenos ejemplos de vegetales fibrosos.

d. Y hay un cereal que tiene un gran aporte de fibra: la avena. Varios estudios clínicos destacan sus bondades en el control del colesterol. Sin embargo, no pierdas de vista que también tiene un alto contenido de almidones: por lo tanto, si la comes en exceso pensando que así mejorarás tu salud arterial, estarás haciendo, justamente, lo contrario (todo en su medida). Las evidencias desmontan el discurso obtuso de aquellos que pregonan que la avena es prescindible y solo sirve para alimentar a los cerdos.

En promedio, la cantidad ideal de fibra que los seres humanos deberíamos consumir a diario es de 30 gramos. Parece poco, pero la gran mayoría de habitantes de Occidente ingieren menos del 15 % de

esa cifra. Este mal hábito se refleja, sin duda, en la salud de sus ciudadanos.

Antes de terminar con este segmento, que nada tuvo de *clickbait*, ten en cuenta la siguiente recomendación:

Incluye vegetales de todos los colores en tu dieta diaria. Cuando los comas, piensa en el bien que les estás haciendo a tu glicocálix y al endotelio.

El arcoíris antiinflamatorio

Tus arterias adoran los antioxidantes provenientes de los vegetales y las frutas, que aplacarán las erosivas intenciones de los radicales libres y prevendrán la inflamación crónica. Así armas tu colorido escudo protector.

Si tienes colores vivos en tu plato, tendrás arterias muy felices.

Este es el arcoíris para cada día:

El verde (espinaca, kale, brócoli, entre otros) *repara.*

El rojo (tomate, remolacha) *mejora la oxigenación.*

El naranja (zanahoria, calabaza e incluyo la cúrcuma, que es una especia) *es antioxidante.*

El morado (arándanos, uvas, repollo) *protege del daño oxidativo.*

Y otra recomendación importante:

Cuanta más comida viva (frutas, verduras, hierbas, fermentos) incluyas en tu menú, y menos comida zombi (procesada, refinada, frita) llegue a tu boca, más limpias estarán las autopistas de tu organismo. No habrá buses atascados en tus arterias.

El plato "ideal"

Llevemos a la mesa toda esa información que te he dado. Construyamos la "foto" clásica del plato que debería acompañarte de manera permanente, a sabiendas de que es una referencia; tu alimentación debe ser una rutina placentera, no un acto aritmético preciso y con decimales. Mira estas dos opciones.

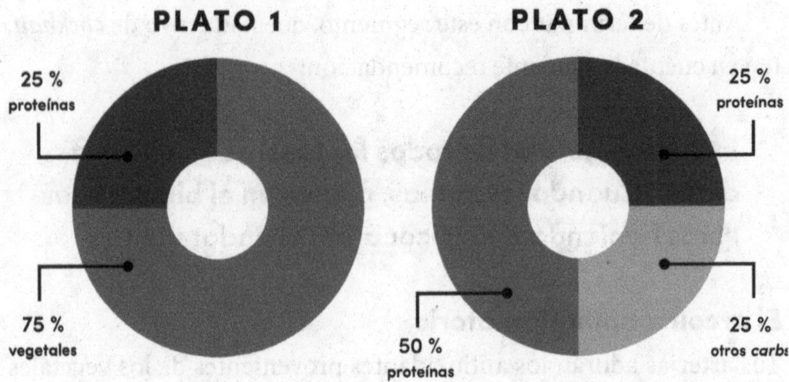

La primera es con la que más me identifico. Es un plato en el que tenemos la cantidad de proteína que necesitamos, que a golpe de ojo ocuparía como un 25 % del tamaño de tu plato, y el resto debe estar rodeado por vegetales de todos los colores (los mejores carbohidratos del mundo mundial) y un puñado de frutos secos y aceite de oliva (grasas saludables). Simple, sano, un regalo para el cuerpo. En la segunda opción hay espacio para un porcentaje pequeño de arroz o de fríjoles o de garbanzos o de lentejas o de papas. Y fíjate que estoy diciendo "o" y no "y". Si añades muchos *carbs*, comenzarás a desequilibrar el plato.

—¿Y tú cómo comes, doc? ¿Tienes un orden especial?

—Yo he encontrado mi manera.

—¿Cuál es?

—Primero me sirvo un gran plato de vegetales, de verdes intensos y diversos colores, con sus buenas grasas saludables.

—¿Sin arrocito?

—Solo vegetales, su variedad es infinita.

—¿Y después?

—Me como la cantidad de proteína que necesito, de acuerdo con mi peso. A veces complemento las *protes* del plato con un batido proteínico de buena calidad.

—¡Te comerás, entonces, tres kilos de salmón!

—No seas tan exagerado.

—¿Y así termina todo?

—No, si tengo ganas de un poquito de fríjoles, pues me los como. Sin perder el balance.

—¿Sin postre al final?

—A veces me como un postre los fines de semana. Y si estoy de vacaciones o en alguna celebración, obvio que aceptaré un helado o un trozo de torta, pero es una excepción.

—Qué bueno saber que no eres un *cyborg*.

—Me gusta el dulce, pero me gusta más conservar mi buena salud.

No pretendo que comas en ese orden específico. Esta es mi manera de alimentarme y la disfruto; encuentra la tuya, siguiendo, por supuesto, las referencias que te he dado.

Si tuviera que resumirlo en unas cuantas líneas, diría: vegetales en abundantes cantidades (con sus grasas saludables) y proteína de acuerdo con tu peso, proveniente de buenas fuentes. Eso es lo principal. Los otros *carbs* son opcionales.

Y, por favor, organiza tu rutina para comer tres veces al día (desayuno, almuerzo y cena), en una ventana de 12 horas. Me explico: tendrías tu primera comida a las 7:00 de la mañana, y tu cena a las 7:00 de la noche. Eso dependerá de tus horarios laborales y de vida, por supuesto; la idea es que tu organismo tenga 12 horas de descanso, sin comer, para que se pueda ocupar de otro centenar de labores que tiene que llevar a cabo. No, no te va a dar "la pálida", como dicen en mi país natal, si no comes seis veces al día.

Ahí está la base de tu bienestar. Y, por primera vez, en muchísimos años, esa base está reflejada en las intenciones de la pirámide nutricional que rige en el mundo, la que se presentó a principios de 2026.

Por cierto, los verdaderos superalimentos
están en la plaza de mercado.

Nota: Si quieres revisar en profundidad cómo puedes comer mejor, si quieres saber qué comer y qué *no* comer, si quieres entender las virtudes del ayuno, con todo mi cariño te invito a que leas *COMO*. Creo que podemos pasar al tema siguiente.

—De ninguna manera, doc; ya me has dicho qué comer, pero no puedes terminar este apartado sin decirme qué beber.

—¡Tienes toda la razón! Es un tema muy importante.

—Juguitos *no*. Ni alcohol de manera continua y exagerada. Eso ya lo sé…

—El mejor líquido de todos es el agua.

—¿Se vale la que sale del grifo? ¿Debo comprar una marca especial?

—Comencemos otro apartado; no me extenderé, lo prometo.

Agua, eso es lo que necesitas

Para cuidar tu glicocálix debes hidratarte bien. Parece algo muy evidente; sin embargo, se calcula que el 40 %de la población mundial no toma todo el líquido que debería o elige los líquidos incorrectos.

Comencemos por el final. Por las "modas". Lo que está de moda es comprar un termo enorme, muy *fashion*, que conserva muy bien la temperatura y se ve muy bonito en Instagram. Para hidratarnos bien lo que importa, de verdad, es el contenido, no el empaque. Si en ese lindo termo llevas agua, ¡bien! Pero déjame darte algunas instrucciones.

a. **Sin duda, el H_2O debe ser nuestro líquido esencial, aunque el agua sola no te brindará toda la hidratación que requieres.**

b. **Y no es una cuestión de cantidad. Aunque bebas 17 litros de agua al día (estoy exagerando, por supuesto) tus células podrían estar sedientas.**

EL LÍQUIDO EN NUESTRO CUERPO

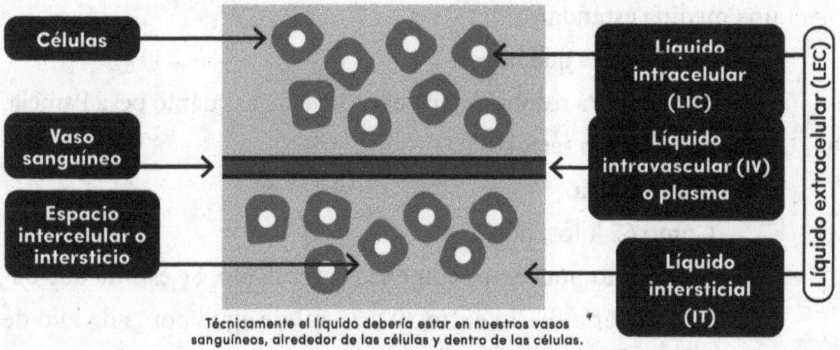

Técnicamente el líquido debería estar en nuestros vasos sanguíneos, alrededor de las células y dentro de las células.

c. Para lograr que el agua que bebes sea asimilada de buena manera por tu organismo, te sugiero que la complementes con una pizca de sal (la que tienes en casa), magnesio y potasio, por ejemplo. Estos minerales (electrolitos) facilitarán la llegada del líquido a las células. En el mercado hallarás buenos productos (sin azúcar) que contienen estos elementos. Notarás el cambio.

d. Compra un filtro, uno bueno —no tiene que ser el de "moda"—, de acuerdo con tus posibilidades económicas. Este servirá para remover las impurezas y partículas no deseadas que se desprenden de las tuberías de nuestros sistemas de acueducto. De lo contrario, tu propio cuerpo tendrá que servir como filtro.

—¿Y debo tomar ocho vasos de agua al día, doc?

—¿Y de qué tamaño es tu vaso? o ¿de qué color es tu termo?

—No entiendo la pregunta.

—Fue un mal chiste. Solo trato de decirte que en un asunto tan relevante como la hidratación no deberíamos guiarnos, tan solo, por una medida estándar.

—¿Y entonces qué hago?

—Te ayudaré a resolverlo en cuanto me digas cuánto pesa Pamela.

—¿Ah? ¿Es en serio?

—Muy en serio.

—Como 62 kilos, doc.

Con ese dato podremos comenzar un cálculo. Se estima que deberíamos tomar a diario entre 30 y 35 ml de agua por cada kilo de nuestro peso. En el caso de Pamela este sería el escenario.

62 x 30 = 1,8 litros.

No es una medida exacta, pero se acerca más a los requerimientos de cada persona. Y, por supuesto, la cantidad variará de acuerdo con el esfuerzo físico que hayas hecho ese día o a las condiciones climáticas, entre otras.

e. Puedes agregarle un chorrito de limón a tu agua. O puedes añadirle un poquito de vinagre de sidra de manzana y te ayudará en la gestión de la glucosa.

f. Yo suelo sugerirles a mis pacientes que se encarguen de su hidratación combinando la "ciencia" y la intuición. Después de meses de comprender cómo deben alimentarse e hidratarse, de trabajar en sus hábitos, de respirar, de ejercitarse, se abre un portal y entran en comunión con su propio ser. Y comienzan a identificar desde dentro qué requieren y qué no. Es un proceso muy bello.

No necesitas aguas con colorantes, saborizantes y endulzantes artificiales. Tu organismo te agradecerá

que no tomes bebidas energizantes, gaseosas, jugos de fruta, juguitos de botellita y cajitas, alcohol (que sean mínimas cantidades y en ocasiones especiales) y, si no eres atleta de ultramaratones, tampoco serán necesarias las bebidas isotónicas —háblalo con tu entrenador—.

g. Tus arterias, tu corazón y tu alma necesitan buen alimento y agua fresca.
h. Quería terminar este segmento con una frase del maestro zen Thich Nhat Hanh (1926-2022), incluida en su libro *Cómo amar* (2016).

"Si no comemos alimentos saludables y no tratamos nuestros cuerpos con respeto, entonces, ¿cómo podemos respetar el cuerpo de los otros y el cuerpo de la propia Tierra?".

Ayuda farmacológica

PIRÁMIDE DE INTERVENCIÓN PARA REDUCIR APOB / LDL-C

Nutrición y estilo de vida
Déficit calórico, menos azúcares, más MUFA/PUFA*, ejercicio, control de peso, sueño y estrés

Suplementos
Omega-3, fibra soluble, esteroles, berberina, niacina (casos seleccionados)

Fármacos actuales
Estatinas, ezetimibe, PCSK9i, ácido bempedoico, fibratos, EPA puro

Nuevas terapias
Pelacarsen, Olpasiran, Inclisiran

*MUFA (ácidos grasos monoinsaturados) y PUFA (ácidos grasos poliinsaturados).

Elegir comida real, abandonar el azúcar, consumir a diario la cantidad de proteína que requiere tu organismo y prestarle atención a tu hidratación constituyen la raíz fundamental para que tu árbol resista los vendavales, pero, y en esto debo ser enfático, tu tronco, tus ramas, tus hojas, tus flores necesitarán de otros refuerzos poderosos, como el ejercicio, el sueño, las rutinas contra el estrés, los suplementos dietarios y, por supuesto, los medicamentos tradicionales.

Y sobre estos últimos quiero hacer un alto en el camino. Basado en la ciencia y en el trabajo con mis pacientes, seguiré insistiendo en que la farmacología como *única* solución, como cura aislada para tratar la hipercolesterolemia o el riesgo de un evento cardiaco, será insuficiente. Es útil, ¡claro que sí! ¿Se requiere en *todos* los casos? ¡Claro que no! Las pruebas las tenemos ante nuestros ojos; en el mercado, desde hace décadas, abundan las pastillas que reducen el colesterol (disminuyen el número, la cifra) y, sin embargo, las muertes por infarto no dejan de crecer.

Los fármacos más utilizados son las estatinas. En sus diversas presentaciones: simvastatina, lovastatina, atorvastatina, rosuvastatina, se encargan de bloquear la HMG-CoA reductasa, una enzima vital en la síntesis del *coles*. Yo mismo, en algunos casos muy puntuales, después de revisar una y otra vez las historias de mis pacientes, las he recetado como *parte* del tratamiento, que incluye, como es evidente, todas las soluciones que te propongo aquí. Aclaremos algunos asuntos.

1. Las estatinas consiguen "rebajar" la cifra del colesterol total y el LDL; sin embargo, no necesariamente reparan el endotelio, disminuyen la inflamación o mejoran el terreno metabólico. Te lo expuse en varios de los casos que leíste en los capítulos pasados.

2. El LDL sí participa en la aterosclerosis, pero no es él, solito, el que provoca un evento cardiovascular.

Por lo tanto, la contribución de estos fármacos será muy limitada si las personas no cambian sus hábitos para recuperar el "terreno". Serán útiles, sin duda, en pacientes que han sufrido infartos o en aquellos que presentan un trastorno genético llamado dislipidemia heredofamiliar (un defecto congénito).

3. Las estatinas pueden causar dolores musculares, fatiga, alteraciones cognitivas (especialmente en pacientes con mayores niveles de ApoE), reducción en la coenzima CoQ10 (un antioxidante); afectarían la función mitocondrial, el comportamiento de la insulina, el de la hormona GLP-1 (que regula la glucosa, el apetito y "comunica" al intestino con el cerebro) e incluso podría elevar los niveles de Lp(a); eso es lo que indican las investigaciones recientes.

Durante los meses de escritura de este libro leí y presencié decenas de discusiones entre especialistas muy reputados con visiones opuestas. Unos defendían el uso permanente de las estatinas, otros alertaban sobre sus efectos secundarios y la inconveniencia de formularlas ante la más mínima elevación del colesterol total. Los primeros siempre reconocieron la existencia de esos efectos secundarios, pero argumentaban que "el beneficio cardiovascular los compensa". Y esa afirmación fue rebatida con intensidad por la contraparte.

4. No, el beneficio cardiovascular no los compensa. Puedes tomarte todas las estatinas del mundo y ellas rebajarán de manera significativa el "número" de tu colesterol total. ¿Y eso significa que tu salud ha mejorado? De ninguna manera. Si no cambias tus hábitos, te vas a infartar con el colesterol "bajito".

Reducir el número es un maquillaje, es como pintar de blanco resplandeciente la fachada de una casa que por dentro se está derrumbando.

5. Si bien las estatinas son la opción farmacológica más conocida y recetada, hay otras alternativas, como los inhibidores de PCSK9, el ezetimibe, el ácido bempedoico, los secuestradores de ácidos biliares y variados suplementos alimentarios (te los presento en el siguiente apartado). Para la reducción de los triglicéridos existen los fibratos. Para bajar los niveles de Lp(a) se ha incorporado recientemente el Muvalaplin. Y en los próximos años seguro viviremos una eclosión de nuevas moléculas que lograrán lo que los anteriores fármacos no conseguían. Aun así, lo principal siempre será el buen cuidado del terreno.

Desconozco tu historia clínica. Por eso si estás tomando estatinas, de ninguna manera te aconsejo que las suspendas después de lo que acabas de leer. Cada caso debe ser analizado con especial cuidado. Y la persona más indicada para trazar contigo el camino que debes seguir es tu especialista: plantéale tus dudas, sigue sus instrucciones; él o ella, querrán siempre lo mejor para ti. Cuando hablamos de recuperar tu bienestar debemos recurrir a todas las herramientas que tenemos a disposición.

Nuestra sanación se logra con la unión.

Al acercar el conocimiento y las posturas diferentes.

Al combinar los fármacos (cuando son necesarios) con nuestros buenos hábitos.

Al reconocer que como médicos no sanamos a nuestros pacientes, los ayudamos a que comiencen su mejoría.

Al saber que el protocolo indicado de hoy puede que no sirva mañana.

Y siempre, con muchísimo amor.

Suplementos avalados por la ciencia

Los que hallarás a continuación contribuirán a mantener tu salud cardiovascular. Ten en cuenta que, aunque ninguno de ellos reemplaza a los buenos hábitos, si serán un grandioso complemento. Estos son los que cuentan con el mayor respaldo científico.

a. **Omega 3:** revisa que tus cápsulas contengan EPA (ácido eicosapentaenoico) y DHA (ácido docosahexaenoico), o aceite de krill. Este suplemento ayuda en la disminución de los triglicéridos, de la inflamación crónica y de la rigidez arterial; además, mejora la función del endotelio.
Dosis sugerida: entre 1 y 3 gramos al día de EPA+DHA, combinados.

b. **Berberina:** es un compuesto natural que se halla en algunas plantas medicinales como el agracejo, un arbusto espinoso de flores amarillas, o el sello de oro, una especie herbácea propia de Norteamérica. La berberina es un alcaloide que algunos denominan "metformina natural". Tiene propiedades antitumorales, antioxidantes, antiinflamatorias,

contribuye en la regulación de la glucosa, en la disminución del ApoB, los triglicéridos, en el mejoramiento de la sensibilidad a la insulina. Será de mucha ayuda para cuidar el equilibrio metabólico y para los pacientes con hígado graso. El doctor Ben Bikman ha estudiado mucho sus beneficios.
Dosis sugerida: 500 mg, entre 2 y 3 veces al día, antes de las comidas.

c. **Bergamota:** es un cítrico de tamaño pequeño proveniente de Calabria, Italia. Le da el sabor típico al té Earl Grey. Sus efectos antioxidantes contribuyen en la reducción de los niveles de LDL, ApoB y en la mejoría del HDL; ayudan, también, al funcionamiento hepático. Tómatela en cápsulas, y no ingieras su aceite esencial a menos de que tu especialista lo haya sugerido.
Dosis: entre 500 y 1000 mg al día.

d. **Niacina:** es una forma de la vitamina B3 que también se conoce como ácido nicotínico. Participa en el metabolismo de los carbohidratos, las grasas y las proteínas, y en las funciones del sistema nervioso. Reduce las pequeñas partículas de LDL y de Lp(a), y aumenta el HDL. Te pido que solo la uses bajo supervisión médica porque tiene un efecto secundario natural que atormenta a muchas personas: el enrojecimiento de la cara.

e. **Capsaicina:** molécula que se encuentra en las semillas y en la piel de los chiles (guindillas, ajíes). Se ha utilizado habitualmente para el tratamiento de diversos dolores. Son conocidas sus propiedades antiinflamatorias, antioxidantes, y hay literatura que respalda el efecto positivo que tendría sobre el comportamiento del colesterol.

f. **El ajo añejado:** también es una muy buena opción, por sus cualidades antimicrobianas y antioxidantes. Ayuda a bajar la tensión, a reducir el LDL oxidado, y los indicadores de inflamación.

g. **Cúrcuma:** en los últimos años esta colorida especia, que ha estado presente durante siglos en la medicina ayurvédica, ha cobrado gran relevancia en Occidente. Uno de sus principales elementos activos, la curcumina, es la responsable de sus cualidades antiinflamatorias e incluso oficia como moduladora del endotelio.
Dosis: entre 500 y 1000 mg al día; con pimienta negra o aceite para absorber.

h. **Jengibre:** otra especia magnífica que siempre debe estar en tu vida porque mejora la circulación, contribuye con la gestión de la glucosa y la reducción de la inflamación, y tiene un efecto protector sobre el hígado. Si eres un paciente anticoagulado, consúltalo con tu especialista.

i. **Magnesio:** si has leído mis anteriores libros sabrás que este es un micronutriente que cumple más de 400 funciones en nuestro organismo. El "capitán" magnesio, entre otras virtudes, te ayudará en el control de tu tensión arterial, de la glucosa y el estrés (es un muy buen amigo del sistema nervioso); con él mejorará la calidad de tu sueño y la recuperación muscular. Busca glicinato o citrato de magnesio, las dos mejores presentaciones para cuidar tus autopistas. Lo venden en tabletas o en mezclas en polvo para reconstituir en agua.

j. **CoQ10:** la coenzima Q10, que mencioné páginas atrás, es un poderoso antioxidante que protegerá la salud de tus mitocondrias (las centrales energéticas de las células) y de tu tapiz arterial, especialmente si estás tomando estatinas.

k. **Antioxidantes,** en general, como el resveratrol y el cacao (ojalá de un porcentaje mayor a 70), que te ayudarán a mejorar la función vascular. Obvio, los hallarás en los frutos rojos (arándanos, frambuesas, moras, fresas) y las uvas, el té verde, el café, el tomillo, el romero... la lista es casi interminable; si te alimentas como te lo he propuesto en este texto, cada día le darás esos antioxidantes a tu cuerpo.

Hago una pequeña anotación sobre el café, que es una bebida deliciosa, muy interesante, que contribuirá a reducir tu inflamación crónica gracias a sus polifenoles y sus ácidos hidroxicinámicos. También contiene grasas saludables. Sin embargo, tómalo con sabiduría. No lo uses como "gasolina para estar despierta". Si lo bebes de manera compulsiva buscando su descarga energética, al final podrás estropear tus horas de sueño, y este no será un beneficio sino un causante de estrés. Ten en cuenta que las formas no filtradas (prensa francesa, *espresso*, café turco) podrían elevar el LDL, especialmente si eres un paciente con esas alteraciones genéticas de las que hemos hablado antes.

Si estás atravesando una fase de ansiedad o de ataques de pánico, te sugiero que no lo tomes (al menos hasta que tu organismo recobre su equilibrio), porque la cafeína activará la adrenalina que terminará encendiendo el mecanismo de defensa o huida; entonces tu estado ansioso empeorará. Siempre tendrás la opción de un café descafeinado por lavado. En condiciones normales esta bebida es magnífica, yo la disfruto todos los días.

El poder del movimiento

Hemos terminado con las soluciones que te puedes llevar a la boca (la buena comida, las pastillas, los suplementos). Ahora vamos a tener otra conversación importante. Esta suele ser una de esas charlas que la gran mayoría de mis pacientes no quiere oír. Para que tu césped (o espuma de mar), tus vías internas, tus buses pequeños y grandes, y tu tapiz endotelial estén en mejor estado, será imprescindible, lo escribo otra vez: *imprescindible*, que te ejercites.

"Yo no estoy en edad para esas cosas, Carlitos —me respondió la tía Bertha cuando le pedí que lo hiciera—. Mejor aumento las dosis de antioxidantes y de jengibre y de bergamota y así lo soluciono", explicó. La mejor manera de no oxidarse, le dije, es haciendo ejercicio de manera regular.

No fue fácil convencerla. Lo conseguí cuando le hablé de Mary, su vecina del 801, quien, después de llevar una vida parrandera y alocada que casi le provoca un infarto, ahora luce sana, alegre y mucho más joven. "No me compares, Carlitos, Mary es cuatro meses menor que yo; ahí está la diferencia", agregó en su defensa. La verdad era que Mary había cambiado su alimentación, tomó su medicación durante el tiempo que fue necesario, y, aquí viene lo mejor: todos los días, sin falta, sale a dar un paseo largo. Su *coles* y su terreno están "muy bien-gracias".

¿Qué tanto ejercicio necesitamos para mantener nuestras autopistas en óptimo estado? La verdad, no mucho. Lo más relevante será realizarlo de manera frecuente, repetida, consistente; en el escenario ideal, todos los días.

Por lógica, si quieres mantener tu *salud cardiovascular*, debes hacer *ejercicio cardiovascular*. La intensidad y la duración dependerán mucho de tu edad y de tu resistencia. Eso lo pactarás con tu especialista, pero las investigaciones nos demuestran que con tan solo 10 o 15 minutos de caminata con ímpetu (una marcha a buen ritmo) después de cada comida, se reducen los triglicéridos y mejora la sensibilidad a la insulina. Los expertos recomiendan el ejercicio en la famosísima "zona 2", una rutina entre suave y moderada, que deberías realizar entre media hora y una hora, al menos tres veces a la semana.

Si saliste a trotar o a montar bicicleta, ¿cómo saber que estás en zona 2 a partir de tu intuición y sin depender de tu molesta *app* deportiva? Me gustó esta explicación que leí en la revista *GQ*: sabrás que lo estás si a ese ritmo de carrera "aún puedes hablar, aunque sea una manera forzada, pero con frases completas". Disfruta de la zona 2; disfruta de tu ejercicio.

La rutina aeróbica debes complementarla, sí o sí, con levantamiento de peso para que aumentes la masa muscular. Lo hablamos antes: no intento convertirte en un *gym bro* o una *gym sis*, lo que sí intento es que mediante la ganancia de músculo puedas equilibrar tu metabolismo. El músculo es un órgano endocrino, antiinflamatorio, es fuente de longevidad. A mayor masa muscular, mayor será tu capacidad de gestionar tu glucosa y controlar tu insulina. Se ha comprobado que el ejercicio de fuerza, dos o tres veces por semana, mejora la función endotelial y eleva al **H**éroe**D**e**L**apelícula.

Tu corazón te agradece cada día por ejercitarte de manera disciplinada. Tú lo notas en el espejo y, aún mejor, en tu cerebro. La mente se aclara cuando sales al camino a correr o a pedalear, o cuando entras a la piscina, o das un paseo con tu familia y tu perro Benny. Tu flujo sanguíneo se acelera. El glicocálix se oxigena y se regenera. Dejas atrás la inflamación crónica.

Ahora mi tía Bertha se ejercita muy juiciosa, casi siempre acompañada por el tío Pepe (quien también se resistió al principio). Me escribió hace varios días para contarme que se van para Galicia, España, a recorrer el Camino de Santiago. Quizás me les una al terminar el libro.

Tan fácil (difícil) como dormir

Las rutinas del nuevo siglo nos están matando. Se premia a quien es capaz de producir sin pausa y hacer dos, o tres o cien labores al mismo tiempo. Se otorgan medallas a quien duerme menos para trabajar más. Se alaba al trabajador multitarea. Antes que un avance social, "se trata más bien de una regresión —dice Byung-Chul Han en *La sociedad del cansancio* (2010)—. El *multitasking* está ampliamente extendido entre los animales salvajes. Es una técnica de atención imprescindible para la supervivencia en la selva".

La diferencia es que los animales salvajes de la selva no interrumpen sus horas de sueño para revisar el WhatsApp o atender alguna inservible notificación de su teléfono móvil. Quien te critica por dormir las horas que tu cuerpo requiere (entre siete y nueve) quizás tenga el colesterol elevado y sus autopistas desgastadas. Dormir, óyelo bien, no es tiempo perdido, es un espacio necesario de descanso y reconstrucción en el que tu organismo se desintoxica, se restaura el glicocálix, se regula la insulina, reposa el cortisol, se "barren" los radicales libres.

La privación del sueño es una de las formas más directas y torpes de conducir tu mente y tu cuerpo hacia el reino del desequilibrio metabólico. Si duermes poco, tus arterias sufrirán. Tu cortisol siempre estará alerta. Tu hígado no cumplirá su labor de filtro. Tu sistema nervioso autonómico va a entrar en caos. Y vas a alterar la producción del antioxidante nocturno más importante, la melatonina, que te ayuda a dormir sin contar ovejas. ¡Cuida tu sueño! Te doy algunos consejos para conseguirlo.

a. Si tu rutina laboral te lo permite, trata de levantarte con las primeras horas de sol y de irte a la cama no mucho después de que este se haya ocultado. Sé que en esta sociedad del individuo *multitasking* es difícil lograrlo; aun así inténtalo. Esto te ayudará a organizar tu reloj biológico (el ciclo circadiano).

b. Cena temprano, al menos dos horas antes de irte a la cama. Cena algo ligero, atendiendo las recomendaciones que te di antes (proteínas, grasas saludables, vegetales), evita el exceso de carbohidratos, no será el momento de comerte una *banana split* ni de tomarte un whisky. Pero puedes tomarte un agua de manzanilla, otro tipo de infusión o una leche dorada.

c. Ve apagando las luces de la casa, quédate con las estrictamente necesarias. Procúrate una atmósfera oscura. Y en esa última hora antes de meterte debajo de las cobijas, no te expongas a la luz azul de las pantallas (el celular, la tele, el iPad, la compu). Deja el móvil en otra habitación —sé que será difícil hacerlo si eres periodista, médico de turno o Batman; toda regla tiene su excepción, haz lo mejor que puedas—.

d. Date una ducha de agua tibia; al llegar a la cama agradece por todo lo lindo o incluso por los momentos difíciles que tuvo el día. Encárgate de que las persianas o el *blackout* no permitan que entre la luz del exterior. Si quieres leer un libro, orar un poco, meditar o hacer ejercicios de respiración, adelante.

e. **Duerme entre siete y nueve horas diarias. Si estás en una de esas etapas de trabajo incesante que demandan jornadas extensas y nocturnas, trata al menos de respetar esas pocas horas de descanso.**

El sueño es el antiinflamatorio más barato y poderoso que existe.

Si la tierra en la que crece tu flor está seca, le echas agua. Si la flor necesita luz, la sacas al sol. Si el viento la está afectando, le encuentras un entorno más amistoso. Pero los humanos somos unos cabezotas. Si nos falta sueño no pensamos en dormir, creemos que la solución es tomar más café o una maléfica bebida energizante. Deberíamos seguir los sabios ejemplos de la naturaleza. Si tu flor no está durmiendo, ayúdala a dormir. La falta de sueño solo se corrige con sueño.

Respira, siempre aquí y ahora

En épocas remotas el terror tenía forma de tigre dientes de sable. En la nueva era el terror tiene la cara de tu jefe, el logotipo de la entidad bancaria a la que debes dinero o las letras del mensaje de tu pareja en el que dice que te abandona. Cada día enfrentas situaciones que retan tu calma, tu entendimiento, y ante los que reaccionas de una manera automática, que fue la que aprendiste en tu infancia, en el hogar donde te criaron. El tigre dientes de sable está ahí, se llama *estrés*, y ese estrés que acumulas, que crece, que no ves, no corriges, no tratas, no sanas, te inflama y es un enemigo de tu salud cardiovascular.

En mi libro anterior te contaba que nos enfrentamos con el estrés físico, el causado por un traumatismo que quizás nos llevó a una sala de cuidados intensivos; el percibido (o mental), que surge de nuestras interpretaciones de la realidad (el gerente te mandó un correo en el que dice: "Nos vemos mañana a las 6:00 a. m.", y tú te adelantas, creas una película y piensas que te va a despedir), y el químico, que se comenzará a gestar por cuenta de todas las sustancias tóxicas que afectan de manera silenciosa nuestra biología y están escondidas en el maquillaje, el champú, la espuma de afeitar, las cremas para la cara, los detergentes, el teflón de las ollas; los edulcorantes, espesantes, conservantes, colorantes que contiene la comida falsa, entre otros.

Cuando el organismo pierde la capacidad de adaptación al estrés, por causas físicas, mentales o químicas (o por la combinación de todas las anteriores), tu sistema nervioso autonómico permanecerá en alerta general, creerá que te persigue aquel tigre dientes de sable incluso en la ducha. Tu cuerpo no tendrá tiempo para restaurarse. El cortisol se elevará. La insulina cumplirá turnos extra. Tu salud arterial se verá comprometida.

Pero hay muchas soluciones. Estas prácticas sostenidas en el tiempo te ayudarán a recobrar el equilibrio.

La respiración. En este acto que repites casi de manera inconsciente y que te permite vivir, está la raíz de tu sanación interior. Ahora que lo acabas de leer habrás sentido cómo el aire entra y sale de tus fosas nasales; hace unos segundos ni lo habías notado. Una práctica tan simple (y tan compleja a la vez) como la respiración consciente, que consiste en bajarle el volumen al ruido de fondo, dejar de lado las distracciones, abandonar la *Matrix*, para sentir (con los ojos cerrados o entreabiertos) cómo respiras, es una medicina muy potente contra la angustia y la ansiedad. Nota cómo tu vientre se curva suavemente cuando inhalas y cómo se contrae tranquilo cuando exhalas. Inhala sin prisa. Exhala. Repite. Esa es la base para todos los ejercicios de respiración.

Cuando logres esa conexión con tu ser durante uno o dos minutos, intenta con la práctica 4-7-8; inhala durante cuatro segundos, reten el aire durante siete y exhala durante ocho.

Esta es una de mis respiraciones favoritas para tranquilizar a mi sistema nervioso autónomo. Hay otra, muy popular, la 4-4-4-4, inhalas durante cuatro segundos, retienes cuatro segundos, exhalas por cuatro segundos, te tomas una pausa de otros cuatro segundos y continúas.

La clave de esta rutina está en la persistencia y la paciencia. En este siglo gobernado por la dictadura de los celulares y de los breves *reels* de las redes sociales, concentrarse, atender, cuesta cada vez más. Por eso si notas que después de 20 segundos quieres abandonar el ejercicio, no te frustres, no te culpes, solo inténtalo otra vez. Así comenzamos todos. Al cabo de los días y las semanas notarás los cambios. La evidencia científica que respalda los beneficios de la respiración consciente es tan extensa y contundente que no practicarla es un acto de insólita necedad.

La meditación. Cuando te sientas cómodo con las prácticas anteriores, especialmente con la respiración consciente, quédate ahí respirando por más tiempo. Esa es la puerta de entrada a la meditación, que no es otra cosa que aquietar la mente, salir de su territorio, de sus voces, de sus deseos de control y sus proyecciones pesimistas, para echar el ancla en el momento presente y entender que es el único instante que existe. Al inhalar y al exhalar estás aquí y ahora, no pensando en tu junta directiva o en el informe de ventas del cuatrimestre pasado. Meditar es parar para sentirnos y volver la mirada hacia nosotros. Notar cómo estamos. Notar que sí estamos.

Puedes meditar sentado, acostado o mientras caminas (si apenas lo vas a intentar te sugiero que te remitas a las dos primeras opciones). En internet hallarás decenas de meditaciones guiadas, elige las que más te gusten. Incluso hay aplicaciones dedicadas al tema, y recuerda que en *Antiestrés* hice una especialmente para ti.

Exposición breve al frío. Wim Hof, el mediático "Hombre de Hielo", fue uno de los grandes animadores de la discusión sobre los beneficios mentales y corporales de exponerse al frío durante períodos breves. Estas prácticas no son "nuevas", tienen un largo historial; sin embargo, en los últimos años se han estudiado con mayor detenimiento y cada día tenemos más evidencias sobre sus bondades. No te pediré que te zambullas en una barrica llena de hielo para demostrar en las redes sociales lo valiente que eres (sin la preparación adecuada puede ser una ingrata experiencia), pero sí te puedo decir que una breve ducha de agua fría o sumergir el rostro en hielo durante algunos segundos, o incluso aplicarte el hielo en la parte posterior del cuello, pueden ser soluciones muy eficientes para relajarte.

Es una práctica muy interesante porque, si lo analizas con "cabeza fría", es una manera de usar el estrés para calmar el estrés. Exponerte al frío es un evento estresante. En tu cuerpo se desencadenarán varios procesos de excitación, toma de decisiones y respuesta, para hacerle frente a ese sorpresivo estímulo, y el resultado suele ser muy satisfactorio. Muchos de mis pacientes logran aplacar sus ataques de pánico al tomar una ducha helada o meter su cara en el hielo. Muchos, no todos; cada persona vive sus crisis de pánico de manera diferente. Otra vez: no hay un modelo estándar de sanación.

De otro lado, el frío, por supuesto, será un gran amigo de la recuperación muscular.

Hay muchas otras prácticas que te ayudarán a "reiniciar" tu sistema de adaptación al estrés: el ejercicio de manera regular (por eso siempre insistiré en que ejercitarse no es opcional, no es negociable, tienes que hacerlo), dar paseos bajo el sol, con poca ropa (para activar tu vitamina D) y sin estar pendiente del móvil; comenzar o continuar tu terapia psicológica; llevar un diario en el que puedas describir tus experiencias, tus emociones, tus logros, tus frustraciones (mejor si lo haces a mano), y siempre, al inicio del día y a la hora de acostarte, dar las gracias por seguir aquí.

Cada una de estas prácticas reduce el cortisol, mejora la función endotelial y le brinda descanso al corazón.

PIRÁMIDE DE PROTECCIÓN Y REGENERACIÓN DEL GLICOCÁLIX

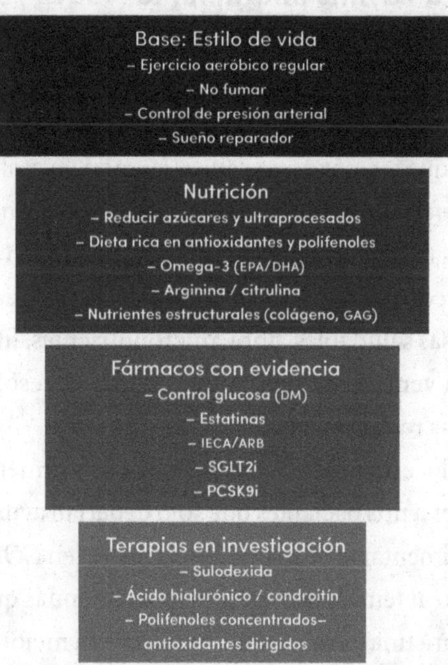

Así le darás felicidad y calma a tu glicocálix

Tienes que beber suficiente agua cada día, tu césped necesita ser regado (la salud del glicocálix, en un noventa por ciento, depende de eso).

Come fibra soluble, ya sabes dónde conseguirla: en los vegetales, la avena, la chía, la linaza...

No olvides tomar el sol con moderación, sin provocarte una insolación; eso mejorará tus niveles de ácido nítrico.

¡Nada de cigarrillos ni vapeadores!

Practica un ayuno intermitente "suave", es decir, un período de no ingesta que se acomode a tus posibilidades, a la vida que llevas hoy.

Se suele creer que ayunar es *no comer*, cuando en realidad se trata de aprender a *comer con menos frecuencia*. Léelo bien y no te confundas. El ayuno no es ni debe ser un "sacrificio"; consiste en darle a tu cuerpo todos sus requerimientos nutricionales (la cantidad necesaria de proteínas, grasas saludables, fibra, micronutrientes, fitonutrientes, líquido) en una ventana de tiempo más corta. ¡Es eso! Lo demás son *fake news* de las redes sociales.

De otro lado, esta práctica requiere de conocimiento y paciencia. Suelo sugerirles a mis pacientes que solo deberían ayunar cuando han aprendido a alimentarse de manera consciente (en *COMO* dediqué un capítulo entero al tema). Pero quiero que entiendas que el ayuno por sí solo no te hará una persona más saludable, la mejor salud la tendrá quien logre un mejor balance entre todos sus hábitos.

Los ayunos cortos de entre 16 y 18 horas, un par de veces por semana, le ayudarán a tu cuerpo a salir constantemente de su zona de rutina y confort. Si quieres alargar esos períodos, que sea con un propósito muy claro y siempre bajo el atento seguimiento de tu médico.

Epílogo

La persona en el espejo

Después de estudiar a fondo las historias clínicas de mis pacientes con colesteroles y triglicéridos elevados (riesgosos), o colesteroles bajos (sospechosos), en la mayoría de los casos llegamos juntos a la misma conclusión: no están cuidando su *terreno*, son árboles azotados por el viento con raíces muy frágiles. Lo entendimos mejor, en compañía, al realizar un práctico ejercicio de preguntas y respuestas.

Meses atrás revisábamos el caso de Camilo, un periodista de 38 años que, en medio de la angustia por las transformaciones que atraviesa su medio y de su difícil estilo de vida, presentaba una subida considerable de su colesterol total y los triglicéridos. Su HDL parecía estancado y los análisis de ApoB no eran muy alentadores. Entonces comenzamos la ronda de interrogantes.

¿Los exámenes, especialmente este último, mostraban que había aumentado su riesgo cardiovascular? Sí.

¿La prueba de ApoB nos permitía pensar que había demasiados buses en sus autopistas? Sí.

¿Ese numeroso porcentaje de vehículos sugería que las partículas de LDL eran pequeñitas, densas, y podrían atascarse en la vía? Sí.

¿Las evidencias nos indicaban que había aumentado la posibilidad de trombosis? Otra vez, sí.

¿Todos los hallazgos anteriores revelaban que había inflamación crónica? En efecto.

¿Y de dónde proviene la inflamación crónica? ¡De los malos hábitos!

Camilo trabajaba en una agencia noticiosa en el turno de la noche (dormía de día y mal). Fumaba con frecuencia. Su dieta estaba basada en la comida chatarra y las sobredosis de café. Jugaba fútbol algunos domingos, pero no se "movía" con frecuencia. Por su trabajo siempre estaba pendiente de las pantallas del móvil, del computador o de los televisores de la sala de redacción. Sus productos de cuidado personal eran los primeros que se cruzaran en su camino (todos ellos contenían químicos poco apropiados para su cuerpo). Y me explicó así lo que hacía en sus tiempos libres: "Necesito unos cuantos vodkas para desconectarme, doc".

Mientras me hablaba sobre su vida a veces se quedaba en silencio, movía la cabeza dibujando noes. Al decirlo en voz alta —yo tan solo lo escuchaba—, él mismo se daba cuenta de sus peligrosas rutinas. "Sí, doc, parece que tengo unos hábitos de mi*rd* —concluyó con una risa resignada—. En mi *terreno*, como dices tú, lo que único que podría florecer es la enfermedad". Las rondas de preguntas y respuestas con muchos de mis pacientes terminan con frases y gestos muy similares. Son muy emotivas y reveladoras.

Cada tratamiento requerirá de soluciones personalizadas y quizás diferentes (en algunos casos tendremos que usar fármacos), lo que no cambiará es mi llamado de siempre: la base de nuestra salud, lo que podemos *controlar*, son nuestros hábitos (cómo comemos, cómo dormimos, cómo respondemos ante el estrés, cómo nos movemos o nos oxidamos, cómo nos comunicamos con nosotros mismos y con los demás). Hasta las "sorpresitas" genéticas pueden permanecer "inactivas" en un entorno tranquilo.

¿Qué debe hacer un paciente con colesterol muy alto? Resolver las preguntas importantes con su médico y mejorar sus hábitos. ¿Qué debe hacer un paciente con triglicéridos muy altos? Trabajarlo con su especialista y mejorar sus hábitos. ¿Qué debe hacer un paciente con elevación de Lp(a) —una condición genética—? Seguir las recomendaciones del doctor y mejorar sus hábitos. Y así podría continuar eternamente. ¡Son los hábitos!

Si tu colesterol está descontrolado no es porque él sea un villano, o una molécula malvada que quiere "estallar tu corazón". Es porque, día tras día, sin intención, te has encargado de desgastar tu césped, rasgar el tapiz, provocar grietas en tus autopistas. Y necesitas un culpable, y hallarás varios: el destino, la mala suerte, la herencia materna o de la tía de tu suegra. Culparás al chicharrón, a los huevos fritos, a las "grasas saturadas" del lomito que comiste ayer.

Pero te voy a decir dónde hallarás al verdadero culpable. Lo encontrarás en tu baño. Después de la ducha caliente, cuando se vaya todo el vapor y el espejo no esté empañado, párate en frente, mira con atención lo que te muestra. Bueno, ahí está la/el responsable. ¡No te agaches! ¡No huyas! Mírala, míralo. Y no te estoy señalando, ni criticando, solo quiero que veas muy bien a esa persona en el espejo, que la mires con muchísimo amor, con compasión y comprensión, y que le prometas que te vas a hacer responsable de ella: de aquí en adelante la vas a cuidar de verdad. ¿Y cómo lo harás? Comienza por reparar el *terreno*, comienza por crear unos muy buenos hábitos, y comienza hoy. Sé que lo vas a hacer.

—No es tan fácil, doc. Son muchas cosas. ¿Seguro que no hay una pastilla que haga este proceso más rápido y menos exigente?

—Hay medicamentos que tu especialista decidirá si deben ser parte o no de tu tratamiento, pero no hay una píldora para mejorar los hábitos. O sí…

—¿Cuál es?

—Es la píldora de la voluntad, la disciplina, el amor propio, el autocuidado.

—¡No se vale, doc!

—Hoy comienzas. Mañana repites. En una semana verás ciertos cambios. En tres o cuatro aquello que llamabas "cambio" será parte de tu rutina. Y Pamela se sumará a ella. Y en cuestión de meses no querrán, nunca, volver atrás.

—¿Y por qué estás tan convencido de eso?

—Porque yo mismo lo viví. Mis hábitos eran terribles, fumaba, comía mal, no cuidaba mi vida interior… Cambié y aquí estoy, pidiéndote que lo hagas.

—Entonces no fue el chicharrón el que mató al tío del *tiktoker*. ¡Seguro su *terreno* era un desastre!

—Tal vez. Ni tú ni yo conocimos en detalle su historia clínica.

Pero hay algo muy cierto en todo esto, el peligro real no nos lo muestra una cifra. El peligro real crece a diario, se acumula después de todos esos años de malas decisiones. Y aquí viene la parte que más me gusta: puedes alejarte de la zona de peligro cambiando tu manera de vivir. ¿Querías una pastilla? Ahí la tienes.

El cuidado de tus arterias no empieza con un fármaco ni termina con un examen médico.

El cuidado de tus arterias empieza en la cocina, continúa con el movimiento, y halla su soporte en tu respiración, tu descanso y tus pensamientos.

Tus arterias no saben de números.

Tus arterias valoran los buenos hábitos.

Con ellos de tu lado, toda tu biología vuelve a florecer.

El susurro del *coles*

Te lo dije y pude demostrártelo: el colesterol no es tu enemigo. Es una molécula sabia, es parte esencial del lenguaje de tu cuerpo, está en cada célula, en cada hormona, en cada pensamiento. Durante décadas lo tildaron de asesino, lo culparon de decenas de millones de infartos; ahora podemos entender que su intención nunca fue causar la muerte, él solo intentaba reparar un terreno herido.

Para comprender la aterosclerosis se necesita una visión menos reduccionista, no basta con señalar a las partículas de LDL, hay que mirar el resto del paisaje: la inflamación, la insulina, la glucosa, el estrés, la vida del paciente. El colesterol no grita, susurra, y si aprendemos a escucharlo, será la voz más apropiada para lograr nuestro bienestar.

Si al leer el perfil lipídico descubres que tu *coles* ha tenido una subida considerable, no olvides hacer la ronda de preguntas y respuestas con tu médico (juntos, paciente y doctor, serán el mejor equipo). ¿Por qué subió? ¿Estás comiendo mal? ¿Tienes más estrés que de costumbre? ¿Has dormido lo suficiente? ¿Has vuelto a tomar mucho alcohol? ¿Fumas sin parar? ¿Te estás moviendo con frecuencia? ¿Cómo está tu inflamación? ¿Cómo está tu ApoB? ¿Y tu función hepática? ¿Y el comportamiento de tu glucosa y tu insulina?

Si tu colesterol se ha elevado, no pienses que tu cuerpo está fallando, piensa que tu cuerpo está pidiendo ayuda. ¡Dásela!

No escribí este libro para brindarte "fórmulas mágicas", venderte algún producto o asegurarte que solo hay un protocolo exitoso para tratar la hipercolesterolemia. Con él espero que aprendas a leer tu biología desde la curiosidad y no desde el miedo.

En estas páginas tienes herramientas para mirar tus exámenes médicos más allá de los números, formular interrogantes con sentido y tomar decisiones con tu especialista a partir de la información y el conocimiento disponibles hoy. La ciencia está en cambio permanente; puede ser que dentro de cinco años, cuando tengamos una edición recargada de *Tu amigo el colesterol*, contemos con nuevos estudios, nuevas terapias, nuevos fármacos, nuevas miradas.

Por eso no leas este libro como si fuera una suerte de guía cerrada e inequívoca; que te sirva de base y de soporte para actualizar tu conocimiento y tener siempre la mente abierta ante las nuevas evidencias. Lee, cuestiona, revisa, chequea. No dejes de preguntar.

Recuerda que la salud no es ausencia de enfermedad, es la capacidad de adaptarse a la vida con inteligencia. Comprender al colesterol es una forma de reconciliarte con la sabiduría interna que tu organismo ha tenido siempre. Creo que ya lo sabes.

Parar el desastre

Han sido unos meses de escritura intensa y febril. La editorial aguarda con angustia el manuscrito final, que debí haber entregado hace tres semanas. No sé si este sea mi *Yesterday*, pero sí lo recordaré siempre como el libro más urgente, más directo y más necesario (por los tiempos que corren) que haya escrito hasta hoy.

En él quedan los recuerdos de una de las épocas de mayor aprendizaje de mi vida, el vacío de los adioses, las montañas de mi país, las playas de California, los abrazos de mis hijos, la música de fondo de un mundo ciego, sordo, que engulle sin descanso paquetes con ultraprocesados, comida falsa y azucarada, tapa sus arterias y muere de infarto, y busca culpables en la casa de al lado, sin tener el valor de mirarse al espejo.

Podemos parar este desastre. Podemos soportar el viento en contra si cuidamos nuestro *terreno* para que en él crezcan fuertes nuestras raíces. Podemos sanar. Podemos (y debemos) hacerlo juntos. Esa es la única manera.

Con amor,

Agradecimientos

Primero, gracias a ti, por tener este libro en tus manos. Gracias por la correspondencia perfecta que nos permite encontrarnos en este instante. Valoro profundamente el acuerdo de almas que nos reúne aquí por primera vez o, si hemos caminado juntos en obras anteriores, que nos permite reencontrarnos. Gracias por concederme el inmenso privilegio de servirte. En ese servicio encuentro el propósito más elevado de mi existencia.

A mis pacientes, mis grandes maestros de vida, gracias infinitas. Las y los llevo en el corazón no solo por el afecto, sino por los años de aprendizaje que me han regalado. Ustedes han sido el espejo necesario para mi evolución y la causa de mi búsqueda constante.

A mis hijos, Luciano y Lorenzo, gracias por ser la manifestación más pura del amor incondicional y la fuente inagotable de mi inspiración. Ustedes son el motor que impulsa mi deseo de comprender mejor la vida. A mi madre, por su apoyo incondicional, y a mi padre, quien desde el origen de su espíritu me sonríe con gozo, recordándome que la conexión trascendente jamás se rompe.

Agradezco la armonía y la paz de mi hogar, un espacio donde mi alma encuentra la serenidad para crear y mi corazón brilla en plenitud, y honro profundamente mis raíces colombianas, la tierra fértil de donde provengo.

A Editorial Planeta, gracias por confiar en la información que fluye a través de mí. En especial a Mariana Marczuk, por su certeza y respaldo; a mi editora Caro Vegas, y a mi hermano y guía en la edición de todos mis libros, Patxo Escobar. A todo el equipo, y con un cariño especial a Isabel Cristina Ruiz: gracias por materializar este propósito.

A mi equipo de trabajo. Valoro inmensamente su energía y dedicación, pues comprendo que ningún resultado se logra en solitario; somos un tejido de voluntades unidas. A los tesoros de amigos que la vida me ha entregado, y muy especialmente a Cuni y Nana, gracias por su compañía en este camino. A Esteban Larronde por su amistad, generosidad y maestría.

Gracias a Dios —a la Fuente de todo lo que es— por el vehículo perfecto que es mi cuerpo, por la claridad de mi mente y por la experiencia de esta vida. Gracias por permitirme disfrutar del amor y, sobre todo, de las cosas simples, pues es en la capacidad de valorar lo sencillo donde he encontrado mi verdadera riqueza y felicidad.

Antes de terminar, te hago una invitación final desde la libertad: pon en duda, verifica, revisa mis apreciaciones. Todo lo que comparto contigo lo hago basado en la ciencia, mi práctica y la vivencia, pero no pretendo tener la última palabra. Renuncia a la creencia ciega porque esta no transforma. Duda de todo lo que aquí expongo y date el permiso de validar esta información a través de tu propia experiencia y los resultados. Sé que a la vuelta de la esquina encontrarás contradictores, y eso es perfecto y necesario.

A mis *haters* y críticos, gracias sinceras, gracias profundas: ustedes son los entrenadores rigurosos que la vida me envía para obligar a cuestionarme, a no dar nada por sentado y a estudiar con mayor profundidad cada día. Su función en mi vida es impecable.

Glosario de términos útiles para repasar

Accidente cerebrovascular: Evento agudo causado por la interrupción o ruptura del flujo sanguíneo en el cerebro, que puede producir daño neurológico permanente o transitorio.

Alimento procesado: Comestible que ha sido modificado mediante métodos industriales simples como cocción, fermentación, congelación o enlatado, sin alterar de forma significativa su estructura original ni su valor nutricional.

Alimento ultraprocesado: Producto industrial elaborado a partir de ingredientes refinados, aditivos, azúcares, aceites y sustancias artificiales, con alto impacto inflamatorio y metabólico. Su consumo frecuente se asocia a resistencia a la insulina y riesgo cardiovascular.

Apolipoproteína: Proteína que permite a las grasas viajar por la sangre. Sin apolipoproteínas, los lípidos no pueden circular.

Apolipoproteína A-I: Principal proteína del HDL. Relacionada con el transporte inverso de colesterol.

Apolipoproteína B (ApoB): Proteína presente en cada partícula aterogénica. Mide cuántas partículas peligrosas hay, no cuánto colesterol llevan.

Apolipoproteína C-II (ApoC-II): Cofactor esencial para la activación de la lipoproteína lipasa.

Apolipoproteína E (ApoE): Proteína involucrada en el reconocimiento y reciclaje hepático de lipoproteínas remanentes.

Arteria: Vaso sanguíneo que conduce la sangre rica en oxígeno y nutrientes desde el corazón hacia los tejidos. Sus paredes son fuertes, elásticas y activas.

Arterioesclerosis: Endurecimiento progresivo de las arterias asociado al envejecimiento y pérdida de elasticidad. No implica necesariamente acumulación de placa.

Aterosclerosis: Enfermedad crónica de la pared arterial caracterizada por acumulación de lípidos, inflamación y fibrosis.

Cardiovascular: Relacionado con el corazón y los vasos sanguíneos, y con los procesos que permiten el transporte de sangre, oxígeno y nutrientes por el organismo.

Células espumosas: Macrófagos cargados de LDL oxidado que se acumulan en la pared arterial y participan en la formación de la placa aterosclerótica.

Colesterol: Lípido esencial producido por el organismo y presente en alimentos de origen animal. Forma parte de las membranas celulares y es precursor de hormonas, vitamina D y sales biliares. No es una toxina ni un enemigo, sino una molécula vital cuyo efecto depende de su transporte, contexto metabólico y equilibrio.

Colesterol HDL (HDL-C): Cantidad de colesterol transportado por partículas HDL. No refleja su función protectora real.

Colesterol LDL (LDL-C): Cantidad de colesterol transportado dentro de partículas LDL. No mide el número de partículas.

Colesterol no-HDL: Colesterol total menos el HDL. Representa todo el colesterol contenido en lipoproteínas aterogénicas.

Colesterol total: Suma del colesterol transportado por todas las lipoproteínas. Tiene valor limitado para estimar riesgo.

Cortisol: Hormona del estrés derivada del colesterol, esencial para la respuesta adaptativa.

Disfunción endotelial: Alteración del endotelio que reduce su capacidad protectora y favorece inflamación y aterosclerosis.

Dislipidemia: Alteración cuantitativa o cualitativa de las lipoproteínas plasmáticas.

Dislipidemia aterogénica: Patrón caracterizado por triglicéridos altos, HDL bajo y partículas de LDL pequeñas y densas. Frecuente en resistencia a la insulina.

Disruptores hormonales o endocrinos: Sustancias químicas que interfieren con la producción, acción o equilibrio de las hormonas, alterando el metabolismo y la salud cardiovascular.

Electrolitos: Minerales presentes en la sangre y los líquidos corporales que regulan el equilibrio hídrico, la función muscular, la transmisión nerviosa y el ritmo cardíaco.

Endotelio: Tejido que se extiende como una sola capa y recubre las arterias de principio a fin. Produce óxido nítrico para mantener las arterias dilatadas.

Estrés: Respuesta fisiológica del organismo ante una demanda o amenaza. Cuando es crónico, altera el equilibrio hormonal, metabólico y vascular, y favorece la inflamación.

Estrés oxidativo: Desequilibrio entre radicales libres y antioxidantes que daña lípidos, proteínas y el endotelio.

Estrógenos: Hormonas esteroideas protectoras del endotelio y del metabolismo, especialmente en mujeres.

Evento cardiovascular: Infarto, accidente cerebrovascular u otra complicación vascular mayor.

Ferritina: Proteína de almacenamiento de hierro asociada a inflamación cuando está elevada.

Flexibilidad metabólica: Capacidad del cuerpo para alternar entre uso de glucosa y grasa como fuente de energía.

Glicemia: Concentración de glucosa en la sangre en un momento determinado. Es un dato puntual que no refleja por sí solo el estado metabólico.

Glicocálix: Capa delicada compuesta por carbohidratos, proteínas y lípidos que recubre el endotelio.

HDL funcional: Capacidad del HDL para retirar colesterol de tejidos periféricos, independientemente de su concentración.

Hígado graso: Acumulación excesiva de grasa en el hígado, generalmente asociada a resistencia a la insulina, exceso de carbohidratos, alcohol o inflamación crónica. Puede alterar el metabolismo y el transporte de lípidos.

Hígado graso no alcohólico (NAflD): Acumulación de grasa hepática asociada a resistencia a la insulina y exceso de carbohidratos, no al consumo de grasa dietaria.

Hiperinsulinemia: Exceso de insulina circulante, incluso con glucosa normal. Precede a la diabetes tipo 2.

Hipertrigliceridemia: Elevación persistente de triglicéridos, generalmente asociada a exceso de carbohidratos, alcohol o resistencia a la insulina.

HOMA-IR: Índice que estima la resistencia a la insulina a partir de glucosa e insulina en ayuno.

Homocisteína: Aminoácido relacionado con daño endotelial y riesgo cardiovascular.

Hormonas esteroideas: Hormonas derivadas del colesterol, como cortisol, estrógenos y testosterona.

IDL (lipoproteínas de densidad intermedia): Lipoproteínas resultantes de la degradación del VLDL, precursoras del LDL.

Infarto: Evento agudo que ocurre cuando se interrumpe el flujo sanguíneo hacia un tejido, generalmente por la formación de un trombo, provocando daño o muerte celular.

Inflamación crónica de bajo grado: Estado inflamatorio persistente y silencioso que daña arterias y metabolismo.

Insulina: Hormona pancreática que regula el uso y almacenamiento de energía.

LDL oxidado: LDL modificado por estrés oxidativo, altamente proinflamatorio.

LDL-P: Número total de partículas LDL, indicador más preciso de riesgo que LDL-C.

LDL pequeñas y densas: Subpoblación de LDL con mayor capacidad aterogénica.

Lipoproteína(a) – Lp(a): Lipoproteína hereditaria asociada a alto riesgo cardiovascular, independiente del LDL-C.

Lipoproteínas: Complejos de lípidos y proteínas que transportan grasas en la sangre.

Macrófagos: Células del sistema inmune que fagocitan LDL en la pared arterial y forman células espumosas.

Menopausia: Etapa natural de la vida de la mujer caracterizada por el cese de la función ovárica y la disminución de estrógenos. Se asocia a cambios hormonales y metabólicos que pueden influir en el colesterol y el riesgo cardiovascular.

Metabolismo: Conjunto de procesos bioquímicos mediante los cuales el organismo transforma los alimentos y el oxígeno en energía, estructura y señalización celular.

Microbiota: Conjunto de microorganismos que habitan principalmente en el intestino y participan en la digestión, la regulación del sistema inmune y el equilibrio metabólico.

Oxidación: Proceso químico en el que una molécula pierde electrones. En el organismo, la oxidación excesiva daña lípidos, proteínas y tejidos, y contribuye a la inflamación y al deterioro vascular.

Óxido nítrico (NO): Molécula producida por el endotelio que permite la vasodilatación, protege la pared arterial y regula el flujo sanguíneo.

Partícula LDL: Unidad individual de LDL. Cada partícula contiene una ApoB.

Perfil lipídico: Conjunto de pruebas que incluye colesterol total, LDL, HDL y triglicéridos.

Placa aterosclerótica: Lesión estructural de la pared arterial formada por lípidos, células inflamatorias y tejido fibroso.

Placa de ateroma: Lesión que se forma dentro de la pared arterial a partir de la acumulación de lípidos, células inflamatorias, calcio y tejido fibroso. Su ruptura puede dar origen a un trombo y a un evento cardiovascular.

Placa vulnerable: Placa aterosclerótica con alta probabilidad de ruptura y formación de trombo.

Proteína C reactiva ultrasensible (hs-CRP): Marcador de inflamación sistémica asociado a riesgo cardiovascular.

Quilomicrones: Lipoproteínas de gran tamaño formadas en el intestino que transportan triglicéridos y colesterol de la dieta.

Resistencia a la insulina: Estado en el que las células disminuyen su respuesta a la insulina, obligando al organismo a producirla en mayor cantidad para manejar la glucosa. Favorece la inflamación, el almacenamiento de grasa y el desarrollo de alteraciones metabólicas.

Resistencia metabólica: Pérdida de adaptación del organismo frente a estrés nutricional y hormonal.

Riesgo cardiovascular: Probabilidad de desarrollar un evento cardiovascular a lo largo del tiempo.

Riesgo residual: Riesgo que persiste pese a reducir el LDL-C, generalmente asociado a inflamación o metabolismo.

Sarcopenia: Pérdida progresiva de masa y fuerza muscular asociada al envejecimiento, el sedentarismo y las alteraciones metabólicas. Aumenta el riesgo de fragilidad y deterioro funcional.

***Score* de calcio coronario:** Estudio tomográfico que detecta calcificaciones arteriales como marcador de daño previo.

Síndrome metabólico: Conjunto de alteraciones metabólicas que aumentan el riesgo cardiovascular y diabético.

Síndrome metabólico oculto: Estado temprano de disfunción metabólica con insulina elevada, inflamación y alteraciones lipídicas antes de que aparezca la diabetes.

Sistema inmune: Conjunto de células, tejidos y moléculas que protegen al organismo frente a infecciones y agresiones. Su equilibrio es clave para controlar la inflamación y preservar la salud metabólica y cardiovascular.

Testosterona: Hormona esteroidea clave en masa muscular, energía y metabolismo.

Transporte reverso de colesterol: Proceso mediante el cual el HDL retira colesterol de tejidos y arterias y lo lleva al hígado.

Triglicéridos: Forma principal de almacenamiento de grasa circulante.

Trombo: Coágulo que puede obstruir una arteria tras la ruptura de una placa.

Vena: Vaso sanguíneo que transporta la sangre de regreso al corazón. Sus paredes son más delgadas que las de las arterias y cuentan con válvulas que evitan el retroceso de la sangre.

Vitamina D: Hormona derivada del colesterol activada por la exposición solar, esencial para la estructura ósea, la inmunidad y el metabolismo.

VLDL: Lipoproteínas ricas en triglicéridos producidas por el hígado.

Bibliografía

Alberti KGMM *et al.* Harmonizing the metabolic syndrome. *Circulation.* 2009;120:1640-1645.

American Diabetes Association. Standards of Care in Diabetes. *Diabetes Care.* 2023;46(Supl. 1): S1-S154.

Bikman B. *Why We Get Sick.* Dallas (TX): Benbella Books, 2020.

Booth FW *et al.* Lack of exercise as a cause of chronic disease. *Compr Physiol.* 2012;2:1143-1211.

Cannon CP *et al.* Ezetimibe added to statin therapy after acute coronary syndromes (IMPROVE-IT). *N Engl J Med.* 2015;372:2387-2397.

Cholesterol Treatment Trialists' Collaboration. Efficacy and safety of LDL-C lowering. *Lancet.* 2010;376:1670-1681.

de Lorgeril M *et al.* Mediterranean diet in secondary prevention. *Lancet.* 1994;343:1454-1459.

Emerging Risk Factors Collaboration. Lipoprotein(a) and vascular disease. *JAMA.* 2009;302:412-423.

Estruch R *et al.* Mediterranean diet and cardiovascular prevention (PREDIMED). *N Engl J Med.* 2018;378:e34.

Ference BA *et al.* Association of genetic variants related to LDL-C with lifetime cardiovascular risk. *J Am Coll Cardiol.* 2015;65:1552-1561.

Ference BA *et al.* Low-density lipoproteins cause atherosclerotic cardiovascular disease. *Eur Heart J.* 2017;38:2459-2472.

Ference BA *et al.* Mendelian randomization of LDL cholesterol and coronary heart disease. *J Am Coll Cardiol.* 2012;60:2631-2639.

Ferrannini E *et al.* Insulin resistance, hyperinsulinemia, and cardiovascular disease. *J Am Coll Cardiol.* 2018;71:1454-1465.

Giugliano RP *et al.* Cognitive function in patients with very low LDL-C (EBBINGHAUS). *N Engl J Med.* 2017;377:633-643.

Graham TG, Ramsey D. *The Happiness Diet.* Emmaus (PA): Rodale Books, 2012.

Grundy SM *et al.* 2018 AHA/ACC guideline on cholesterol management. *Circulation.* 2019;139:e1082-e1143.

Hall KD *et al.* Ultra-processed diets cause excess calorie intake and weight gain. *Cell Metab.* 2019;30:67-77.

Han, Byung-Chul. *La sociedad del cansancio.* Barcelona: Herder Editorial, 2012.

Haver MC. *La nueva menopausia.* Bogotá: Editorial Planeta Colombiana, 2025.

Holmes MV *et al.* Mendelian randomization of blood lipids for coronary heart disease. *Lancet.* 2015;385:2264-2273.

Hyman M. *Eat Fat, Get Thin.* Nueva York: Little Brown and Company, 2016.

Jaramillo C. *Antiestrés.* Bogotá: Editorial Planeta Colombiana, 2024.

Jaramillo C. *COMO.* Bogotá: Editorial Planeta Colombiana, 2021.

Jaramillo C. *El milagro metabólico.* Bogotá: Editorial Planeta Colombiana, 2019.

Kamstrup PR *et al.* Genetically elevated lipoprotein(a) and myocardial infarction. *JAMA.* 2009;301:2331-2339.

Knowler WC *et al.* Reduction in type 2 diabetes with lifestyle intervention (DPP). *N Engl J Med.* 2002;346:393-403.

Kronenberg F *et al.* Lipoprotein(a): EAS Consensus Statement. *Eur Heart J.* 2022;43:3925-3946.

Lean MEJ *et al.* Remission of type 2 diabetes (DiRECT). *Lancet.* 2018;391:541-551.

Leidy HJ *et al.* Protein intake and weight regulation. *Am J Clin Nutr.* 2015;101:1320S-1329S.

Libby P *et al.* Atherosclerosis: The new view. *N Engl J Med.* 2019;380:2121-2133.

Longo VD, Mattson MP. Fasting: molecular mechanisms and clinical applications. *Cell Metab.* 2014;19:181-192.

Ludwig DS *et al.* Dietary carbohydrate quality and chronic disease. *BMJ.* 2018;361:k2340.

Mach F *et al*. 2019 ESC/EAS guidelines for dyslipidaemias. *Eur Heart J*. 2020;41:111-188.

Malik VS *et al*. Sugar-sweetened beverages and metabolic disease. *Diabetes Care*. 2010;33:2477-2483.

Miles B. *Paul McCartney: Many Years from Now*. Nueva York: Vintage, 1998.

Morton RW *et al*. Protein supplementation and resistance training. *Br J Sports Med*. 2018;52:376-384.

Mozaffarian D *et al*. Polyunsaturated fat replacement and coronary heart disease. *PLoS Med*. 2010;7:e1000252.

Navar AM *et al*. ApoB versus LDL-C and cardiovascular risk. *J Am Coll Cardiol*. 2021;77:293-303.

Nidorf SM *et al*. Colchicine in chronic coronary disease (LoDoCo2). *N Engl J Med*. 2020;383:1838-1847.

Nordestgaard BG *et al*. Lipoprotein(a) as a cardiovascular risk factor. *Eur Heart J*. 2010;31:2844-2853.

Phillips SM, Van Loon LJC. Dietary protein and muscle health. *J Sports Sci*. 2011;29:S29-S38.

Prior IA, Stanhope JM, Evans JG, Salmond CE. The Tokelau Island migrant study. *Int J Epidemiol*. Septiembre de 1974; 3(3):225-32. doi: 10.1093/ije/3.3.225. PMID: 4416612.

Reaven GM. Role of insulin resistance in human disease. *Diabetes*. 1988;37:1595-1607.

Ridker PM *et al*. Antiinflammatory therapy with canakinumab (CANTOS). *N Engl J Med*. 2017;377:1119-1131.

Ridker PM *et al*. C-reactive protein and cardiovascular risk. *N Engl J Med*. 2002;347:1557-1565.

Ridker PM *et al*. Residual inflammatory risk after statin therapy. *Lancet*. 2018;391:319-328.

Ridker PM *et al*. Rosuvastatin in patients with elevated C-reactive protein (JUPITER). *N Engl J Med*. 2008;359:2195-2207.

Rohatgi A *et al*. HDL cholesterol efflux capacity and cardiovascular events. *N Engl J Med*. 2014;371:2383-2393.

Rosengren A *et al.* Psychosocial risk factors for acute myocardial infarction (INTERHEART). *Lancet*. 2004;364:953-962.

Sabatine MS *et al.* Evolocumab and clinical outcomes in cardiovascular disease (FOURIER). *N Engl J Med*. 2017;376:1713-1722.

Schwartz GG *et al.* Alirocumab and cardiovascular outcomes after acute coronary syndrome (ODYSSEY Outcomes). *N Engl J Med.* 2018;379:2097-2107.

Silverman MG *et al.* Association between LDL-C lowering and cardiovascular risk reduction. *JAMA*. 2016;316:1289-1297.

Siri-Tarino PW *et al.* Saturated fat and cardiovascular disease. *Am J Clin Nutr*. 2010;91:535-546.

Sniderman AD *et al.* Apolipoprotein B particles and cardiovascular disease. *JAMA Cardiol.* 2019;4:1287-1295.

Sniderman AD *et al.* Discordance analysis of apoB and LDL-C. *JAMA Cardiol.* 2021;6:462-471.

Stanhope KL *et al.* Fructose consumption increases visceral adiposity and insulin resistance. *J Clin Invest*. 2009;119:1322-1334.

Sutton EF *et al.* Early time-restricted feeding and insulin sensitivity. *Cell Metab*. 2018;27:1212-1221.

Tabák AG *et al.* Prediabetes and cardiometabolic risk. *Lancet*. 2012;379:2279-2290.

Thich NH. *Cómo amar.* Barcelona: Editorial Kairós, 2016.

Tuomilehto J *et al.* Prevention of type 2 diabetes by lifestyle changes. *N Engl J Med*. 2001;344:1343-1350.

U.S. Department of Health and Human Services and U.S. Department of Agriculture. *Dietary Guidelines Advisory Committee Scientific Report 2025*. Washington, DC, 2025.

Voight BF *et al.* Plasma HDL cholesterol and risk of myocardial infarction. *Lancet*. 2012;380:572-580.

Walldius G *et al.* ApoB, ApoA-1 and cardiovascular risk: results from the AMORIS cohort. *PLoS Med*. 2021;18:e1003853.

Walldius G, Jungner I. The AMORIS study. *Clin Chem Lab Med.* 2004;42:1347-1352.

Yusuf S *et al.* Effect of potentially modifiable risk factors associated with myocardial infarction in 52 countries (INTERHEART). *Lancet*. 2004;364:937-952.

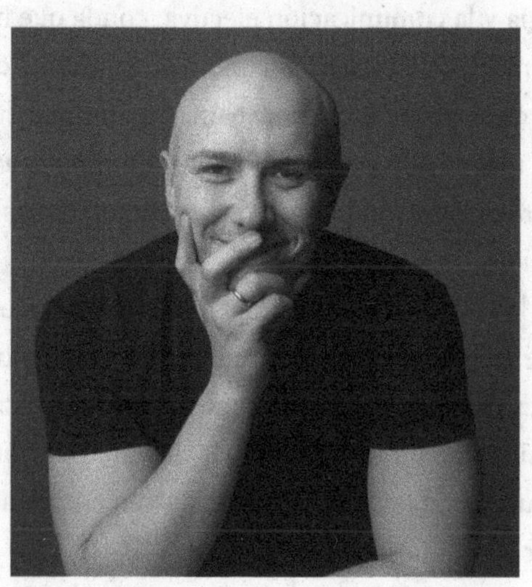

Acerca del autor

Carlos Jaramillo es un médico cirujano con una profunda pasión por la salud y la ciencia, certificado en Medicina Funcional (IFMCP) en Estados Unidos y con estudios de posgrado en Fisiología y Bioquímica. Su enfoque en el bienestar y la nutrición comenzó en la Universidad de Yale, donde trabajó, hace 18 años, con su mentor e inspiración, el doctor Stanley Dudrick, en el programa de cirugía.

Inspirado por la filosofía Shibumi, que valora la autoridad sin dominio, ha dedicado su vida y trabajo a simplificar la complejidad que rodea los conceptos y creencias sobre los estilos de vida saludable, desentrañando la verdad y brindando claridad en un mundo saturado de información y desinformación.

Además de ser un padre enamorado de su familia, es un innovador y creador, que ha descifrado una fórmula única para fusionar la ciencia, la tecnología y la comunicación efectiva, con la que ha construido un ecosistema masivo de bienestar, con una comunidad digital de más de 11 millones de seguidores, así como una comunidad de lectores con sus *bestsellers*, reconocidos mundialmente, *El milagro metabólico*, *El milagro antiestrés*, *COMO* y *Antiestrés* que acumulan más de un millón de copias vendidas.

A través de los programas de formación para la comunidad médica y su modelo de atención en salud basado en los principios de la medicina funcional, se ha mantenido conectado con su práctica médica y ha impactado positivamente la vida de más de 7,000 personas. Además, trasciende a muchas otras desde su rol de CSO en empresas multinacionales del sector alimentario y nutracéutico.

Todos estos caminos convergen hacia su gran objetivo de empoderar a las personas para que tracen su propio camino hacia el bienestar.

Conoce más en https://drcarlosjaramillo.com/